Hiyang: Pilipinong Pananaw ng Parmakohenetika

Brian Pollo

Published by Brian Pollo, 2025.

HIYANG: PILIPINONG PANANAW NG PARMAKOHENETIKA

First edition. September 15, 2025.

ISBN: 979-8232326562

Written by Brian Pollo.

Also by Brian Pollo

Hiyang: Pilipinong Pananaw ng Parmakohenetika
Hiyang: Pilipinong Pananaw ng Parmakohenetika
Salinlunas: Natural Products & Pharmacognosy
Salinlunas: Natural Products & Pharmacognosy
Currents of Protection
Currents of Protection
Resistance Rising: Genetics, Evolution, and the Future of Infectious Diseases
Resistance Rising: Genetics, Evolution, and the Future of Infectious Diseases
Phonies: Authenticity Performance Fakery

Watch for more at https://sites.google.com/view/brian-pollo/home.

Talaan ng Nilalaman

Hiyang.......... 1

Hiyang.......... 2

Nilalaman.......... 9

Para sa aking mga estudyante sa medisina

Hiyang

Hiyang

Pilipinong Pananaw ng Parmakohenetika

ni Brian Pollo

First edition

Manila, Philippines

Para sa aking mga estudyante ng medisina

Paunang Salita

Sa ating wika, may isang salitang madalas sambitin ngunit bihirang pag-isipan: hiyang. Ang salitang ito'y nakapaloob sa ating mga talastasan: *hiyang sa gamot*, *hiyang sa pagkain*, *hiyang sa tao*. Ngunit sa kabila ng pagiging pang-araw-araw, nananatiling walang eksaktong salin ito sa Ingles. Ang "compatibility", "suitability", o "tolerance" ay malapit, ngunit waring hindi ganap na kapalit. Kaya't sa bawat pagsambit natin ng *hiyang*, ipinapahayag natin ang isang katutubong pananaw tungkol sa ugnayan ng katawan, kalikasan, at lipunan.

Ngunit paano kung sabihin nating ang konsepto ng *hiyang* ay hindi lamang paniniwala, kundi may matibay na batayang siyentipiko? Sa larangan ng medisina, itinuturo ng *pharmacogenetics* na ang tugon ng bawat tao sa gamot ay nakasalalay sa kaniyang natatanging henetiko (Johnson, 2023). Ang halimbawa ng *warfarin*, isang anticoagulant, ay malinaw na kaso. Ang mga may *VKORC1 haplotype A* ay nangangailangan ng mas mababang dosis, habang ang iba'y tila "hindi hiyang" at madaling magkaroon ng pagdurugo (Harrison's Principles of Internal Medicine, 21st ed., 2022). Ganito rin sa *clopidogrel*, kung saan ang pagkakaiba sa *CYP2C19* gene ay nagtatakda kung magiging epektibo ang gamot o halos walang epekto (CPIC Guidelines, 2019).

Kung tutuusin, kaloob ng siyentipikong wika ng pharmacogenetics ang ilang aspeto ng ating salitang *hiyang*. Bago pa man dumating ang agham ng *DNA* at *enzymes*, batid na ng ating mga ninuno na may "hiyang" at "hindi hiyang" na halamang gamot, kung saan ang isang tao'y gagaling, ngunit ang isa'y mananatiling may karamdaman. Ang mga naunang tala mula sa kronika ng mga Kastila ay nagsasabi ng mga Pilipinong gumagamit ng dahon, ugat, at balat ng punò sa paggagamot (Blair & Robertson, *The Philippine Islands, 1493–1898*). Marahil ang kanilang obserbasyon ay masinsin at praktikal, ngunit ang kanilang wika ay palaging nakapaloob sa kultura ng *hiyang*.

Hindi lamang ito usapin ng katawan. Ang *hiyang* ay nagiging lente rin ng relasyon at lipunan. "Hindi kami hiyang sa isa't isa," wika ng magkasintahang laging nagtatalo. Dito, ang *hiyang* ay nagiging pagwawangis ng pagkakatugma, isang unibersal na konsepto na matatagpuan sa iba't ibang kabihasnan. Sa Gresya, ito'y tinatawag na *harmonia*; sa Tsina, ito'y *yin-yang*; sa India, ito'y *prakriti* at *dosha*. Ngunit sa atin, ito ay buháy at aktibo sa wika ng araw-araw, isang palatandaan na hindi lamang ito banyagang pilosopiya kundi sariling atin.

Subalit may isang bagay na natatangi: ang *hiyang* ay laging empirikal at partikular. Hindi ito abstraktong prinsipyo ng kosmos, kundi mismong karanasan ng indibidwal. Ang tao'y hindi hiyang sa isang gamot, ngunit maaaring hiyang sa iba. Ang isang pagkain ay nakagiginhawa sa isa, ngunit nagdudulot ng allergy sa iba. Sa ganitong paraan, ang *hiyang* ay isang katutubong pananaw ng *interindividual variability*, isang paglalarawan ng di-mapagkakailang katotohanan na ang bawat tao'y natatangi.

Ang aklat na ito, kung gayon, ay pagtatangkang muling buuin ang konsepto ng *hiyang* bilang pilosopiya ng pagkakatugma at bilang siyensiya ng pagkakaiba-iba. Gagamitin ko ang mga pangunahing sanggunian ng medisina tulad ng mga gabay mula sa Clinical Pharmacogenetics Implementation Consortium (CPIC) upang ipakita na ang ating sariling wika ay may kakayahang tumindig sa siyensiya. Gayundin, babalikan natin ang mga tala ng kasaysayan, ang antropolohiya ng ugnayan, at ang pilosopiya ng pagkakatugma upang maipakita na ang *hiyang* ay hindi lamang salita, kundi isang balangkas ng pag-unawa sa tao at daigdig.

Kung minsan, sinasabi nating ang isang gamot ay "bagay sa katawan," o ang isang tao'y "bagay sa isa't isa." Ngunit sa likod ng mga salitang iyon, ang sinasabi natin ay ito: ang tao ay laging naghahanap ng *hiyang*, sa gamot, sa pagkain, sa kapwa, sa kapaligiran, at sa sarili. At marahil, sa paghahanap na ito nakasalalay ang tunay na agham ng ating pagkatao.

Nilalaman

Paunang Salita

Kabanata 1: Ang Salitang Hiyang

Sa Linggwistiks

Sa Kasaysayan

Sa Agham

Sa Karaniwang Wika

Kabanata 2: Hiyang sa Kasaysayan

Bago ang Pananakop

Kolonisasyon

Modernong Medisina

Paglawig

Kabanata 3: Agham ng Hiyang

Pharmacokinetics: Landas ng Gamot

Pharmacodynamics: Aksyon ng Gamot sa Katawan

Pharmacogenetics: Henetika ng Hiyang

Hiyang sa Ospital

Hiyang bilang Klinikal na Realidad

Buod

Kabanata 4: Henetika ng Hiyang

DNA: Punong Batayan ng Pagkakaiba

Ebolusyon

Mga Halimbawa ng Genetic Variability

Henetika at Kultura: Magkatuwang na Pagbasa

Hiyang bilang Personalized Medicine

Buod

Kabanata 5: Hiyang at ang Ekosistema

Microbiome bilang Ugat ng Hiyang

Pagkain at Hiyang

Kapaligiran at Hiyang

Ang Katawan bilang Hardin

Buod

Kabanata 6: Hiyang sa Lipunan

Ang Kwento ni Lola Rosa

Relasyon ng Doktor at Pasyente

Komunidad at Hiyang

Mario, Migrante

Hiyang bilang Teknolohiyang Panlipunan

Buod

Kabanata 7: Hiyang sa Panahon at Ebolusyon

Kabanata 8: Hiyang sa Antas ng Molekula

Kabanata 9: Metformin at ang pagkahiyang ng mga Pilipino

Kabanata 10: Pagkahiyang ng ASEAN batay sa SEAPharm Resurvey ng 100 Pharmacogenes

Mga mekanismong kailangan nating tandaan

Mga pamamaraan

Mekanistikong halimbawa

Ano ang ibig sabihin nito para sa *hiyang*?

Mga hamon at landas pasulong

Konklusyon

Epilogo: Ang Hiyang Kinabukasan

Kabanata 1: Ang Salitang Hiyang

S

a unang tingin, tila simpleng salita lamang ang hiyang, isang pang-araw-araw na ekspresyon na ginagamit kapag sinasabi nating *"hiyang sa akin ang gamot na ito"* o *"hindi hiyang sa tiyan ko ang pagkaing iyon."* Ngunit kung susuriin nang mas malalim, ang salitang ito ay naglalaman ng isang kumplikadong pananaw sa katawan at kalikasan, na hindi agad naisasalin sa wikang banyaga.

Sa Ingles, may mga salitang gaya ng *compatibility*, *suitability*, o *tolerance*. Ngunit kulang ang mga ito upang ipahayag ang partikular na karanasan na tinutukoy ng *hiyang*. Halimbawa, ang *tolerance* ay tumutukoy sa kakayahan ng katawan na magtiis ng isang gamot o sangkap. Subalit kapag sinabi ng Pilipino na *"hiyang sa akin ang gamot"*, hindi lamang pagtitiis ang ipinapahayag, kundi **isang positibong tugon**, isang pakiramdam ng tugmang-tugma, ng pagiging "bagay" ng isang bagay sa sariling katawan.

Sa Linggwistiks

AYON SA **UP Diksiyonaryong Filipino (2010)**, ang *hiyang* ay nangangahulugang *"pagkakatugma, pagkakabagay."* Hindi malinaw ang pinagmulan ng salita, ngunit malapit ito sa salitang *hiya* (kaginhawaan o pakiramdam), at sa *hiyaín* (tumugma). Sa mga rehiyonal na wika, may mga katulad na ideya: sa Cebuano, may *angay* ("bagay, karapat-dapat"), at sa Ilokano, *umangay* ("sumakto, tumugma"). Pinatutunayan nito na ang konsepto ng *hiyang* ay nakaugat sa malalim na damdaming Austronesian tungkol sa kaangkupan.

Sa Kasaysayan

MULA PA NOONG PANAHON bago dumating ang mga Kastila, ginagamit na ng mga ninuno natin ang ideya ng *hiyang* sa larangan ng panggagamot. Ayon sa mga tala nina Chirino (1604) at Plasencia (1589), ang mga katutubo ay umaasa sa albularyo (mula sa *herbolario*) at mga ritwal na nakabatay sa obserbasyon. Ang isang halamang gamot ay "hiyang" sa isang maysakit, ngunit maaaring hindi gumana sa iba (Blair & Robertson, *The Philippine Islands, 1493–1898*).

Ang ganitong praktis ay may pagkakahawig sa konsepto ng **individualized medicine** na unti-unting lumalakas muli sa modernong agham. Habang ang kanluraning medisina ng ika-19 na siglo ay nakatuon sa *one-size-fits-all* na pananaw (Foucault, *The Birth of the Clinic*, 1963), nanatili sa ating kultura ang paniniwalang hindi lahat ay tinatablan ng parehong gamot.

Sa Agham

SA KASALUKUYANG AGHAM medikal, ang *hiyang* ay maaaring ipaliwanag sa pamamagitan ng *interindividual variability*, ang pagkakaiba ng tugon ng tao sa gamot, pagkain, o kapaligiran, na maaaring nakabatay sa henetika.

1. **Pharmacokinetics**: Paano sinisipsip, nilalabas, at winawasak ng katawan ang gamot. Halimbawa, ang *isoniazid*, isang pangunahing gamot laban sa tuberculosis, ay mas mabilis masira sa mga taong may *N-acetyltransferase 2* (NAT2) "fast acetylator" genotype, ngunit mas tumatagal sa "slow acetylators" (Harrison's, 21st ed., 2022). Sa klinikal na wika: ang ilan ay "hiyang" sa standard na dosis, ang iba'y madaling makaranas ng side effects.
2. **Pharmacodynamics**: Paano nakikipag-ugnayan ang gamot sa

target na receptor. Halimbawa, ang *beta-blockers* ay mas epektibo sa ilang pasyente na may partikular na *ADRB1 polymorphism* (Johnson, 2023). Dito muling lumilitaw ang *hiyang*: may mga pasyenteng kumikilos nang mahusay ang gamot, samantalang ang iba'y tila walang epekto.

3. **Pharmacogenetics** – Pinakamalinaw na siyentipikong paglalarawan ng *hiyang*. Ang **CPIC Guidelines (2019)** ay nagtatala ng maraming halimbawa:
   - *Warfarin*: Ang mga may *CYP2C9* at *VKORC1* variants ay nangangailangan ng mas mababang dosis upang maiwasan ang pagdurugo.
   - *Clopidogrel*: Ang *CYP2C19 poor metabolizers* ay halos walang proteksiyon laban sa atake sa puso, kaya parang "hindi hiyang" ang gamot.
   - *Codeine*: Sa mga "ultrarapid metabolizers," ang codeine ay nagiging sobrang morpina, na nagdudulot ng panganib ng overdose.

Sa madaling sabi, ang sinasabi ng CPIC at ng modernong agham ay kung ano ang matagal nang sinasabi ng ating kultura: *hindi pare-pareho ang tao; may hiyang at hindi hiyang.*

Sa Karaniwang Wika

KAPANSIN-PANSIN NA ang *hiyang* ay hindi lamang teknikal na paglalarawan ng tugon ng katawan. Ito rin ay may dimensiyong phenomenological, ang mismong pakiramdam ng tao na *"bagay sa akin ang gamot na ito, gumagaan ang loob ko."* Sa ganitong punto, lumalampas ang *hiyang* sa pagiging konsepto ng pharmacology at nagiging karanasan ng katawan at kalooban.

Sa mga pananaliksik ng antropologong gaya ni F. Landa Jocano (1997), ipinakita na ang *hiyang* ay bahagi ng mas malawak na pananaw ng kultura sa *kapwa* at *ugnayan*. Hindi ito hiwalay na kategorya ng medisina, kundi nakaugat sa holistikong pagsuri sa tao, kung saan ang katawan, damdamin, at lipunan ay iisa.

Buod

Sa kabanatang ito, natuklasan natin na ang *hiyang* ay:

- **Wikang Pilipino** para sa karanasan ng pagkakatugma, partikular sa katawan at gamot.
- **Kasaysayan** ng medisinang Pilipino na nakabatay sa pagtingin sa indibidwal, bago pa dumating ang modernong agham.
- **Siyentipikong konsepto** ng pharmacokinetics, pharmacodynamics, at pharmacogenetics.
- **Phenomenological na karanasan** ng pasyente na hindi basta nasusukat sa laboratoryo.

Sa susunod na kabanata, lilipat tayo sa kasaysayan ng hiyang,kung paanong ito'y lumitaw, nagbago, at nagtagal bilang konseptong Pilipino sa harap ng kolonisasyon, modernisasyon, at globalisasyon ng agham medikal.

Sanggunian

- Harrison's Principles of Internal Medicine, 21st edition (2022).
- Clinical Pharmacogenetics Implementation Consortium (CPIC) Guidelines (2019).
- Blair, E. & Robertson, J. *The Philippine Islands, 1493–1898.*
- Chirino, P. *Relacion de las Islas Filipinas* (1604).
- Plasencia, J. *Relacion de las Costumbres de los Tagalos* (1589).
- Johnson, J. A. "Pharmacogenomics and Personalized Medicine." *Annual Review of Medicine*, 2023.
- Jocano, F. Landa. *Filipino Worldview: Ethnography of Local Knowledge.* (1997).
- Foucault, M. *The Birth of the Clinic.* (1963).

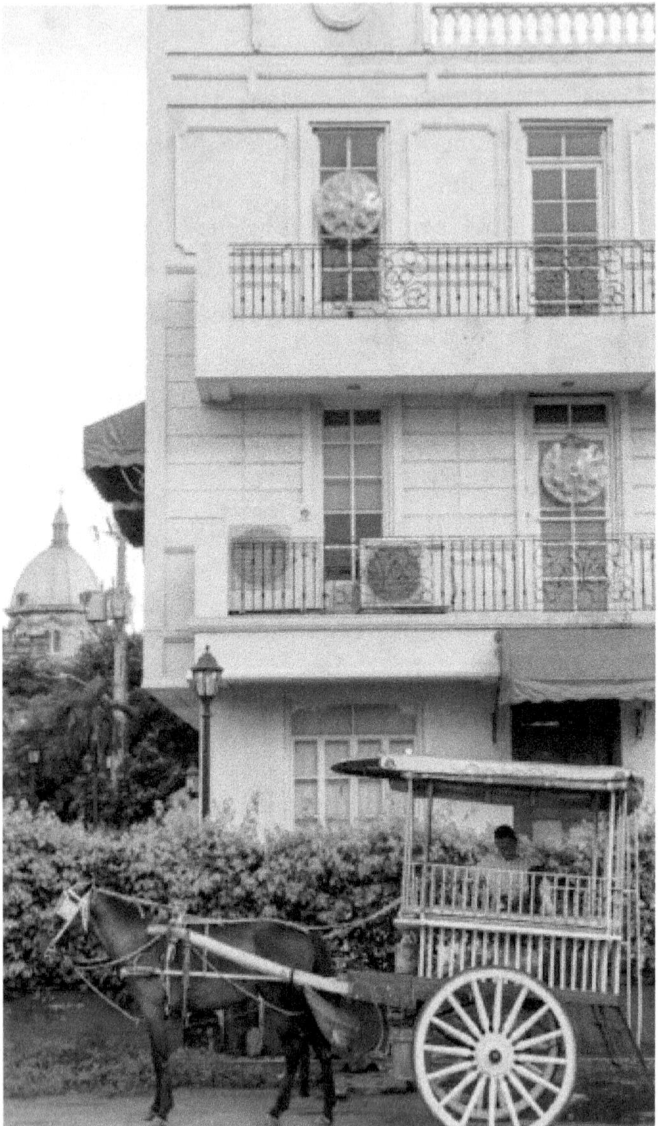

Kabanata 2: Hiyang sa Kasaysayan

Kung ang unang kabanata ay nakatuon sa wika at konsepto ng *hiyang*, ngayon ay tutunghayan natin kung paano ito umusbong at nanatiling buháy sa kasaysayan. Ang *hiyang* ay hindi lamang salita kundi pamamaraan ng pamumuhay at paggagamot. Pamamaraang pinanday ng panahon, mula sa paniniwala ng mga ninuno, sa pakikisalamuha sa mga mananakop, hanggang sa pakikibagay sa modernong agham.

Bago ang Pananakop

SA SINAUNANG LIPUNANG Pilipino, ang panggagamot ay nakabatay sa ugnayan ng tao at kalikasan. Ang *babaylan/katalonan* at *albularyo* ay gumagamit ng mga halamang gamot, ritwal, at dasal upang hanapin ang lunas na "hiyang" sa isang maysakit (Salazar, 1999). Hindi lahat ng halaman ay para sa lahat; may ilang ugat o dahon na epektibo sa isang tao, ngunit walang epekto sa iba.

Ang ganitong pagtingin ay malinaw sa tala ni Antonio de Morga (1609), isang opisyal na Kastila na nakapansin na ang mga katutubo'y may "malawak na kaalaman sa mga damo at halamang gamot na bagay sa kanilang katawan." Kapansin-pansin na ginamit ni Morga ang salitang *bagay*,isang salin ng ating *hiyang*.

Sa modernong agham, matutukoy na ang mga halamang gamot tulad ng lagundi (*Vitex negundo*) ay may aktibong sangkap na flavonoids at alkaloids na epektibong bronchodilator (Quisumbing, *Medicinal Plants of the Philippines*, 1978). Ngunit bakit ang ilan ay gumagaling, at ang iba'y hindi? Sa kasalukuyan, ipinaliliwanag ito ng pagkakaiba-iba sa drug metabolism genes (CYP450 system), na maaaring magdulot ng iba't ibang antas ng bisa.

Kolonisasyon

NANG DUMATING ANG MGA Kastila, ipinataw ang kanluraning medisina na nakabatay sa *humoral theory* ng Europa. Ayon sa doktrinang ito, ang katawan ay pinamamahalaan ng apat na "likido": dugo, dilaw na apdo, itim na apdo, at plema, at ang sakit ay dulot ng kawalan ng balanse (Porter, *The Greatest Benefit to Mankind*, 1997).

Ngunit sa kabila ng pagtatangkang ito, nanatiling matatag ang pananaw ng mga katutubo. Ayon kay Gaspar de San Agustin (1698), madalas tanggihan ng mga Pilipino ang gamot na iniaalok ng mga prayle at doktor sapagkat "hindi ito hiyang sa kanilang katawan." Sa mga ganitong pagkakataon, mas pinipili pa rin nila ang halamang nakasanayan.

Isang makabuluhang halimbawa rito ang paggamit ng gugo (*Entada phaseoloides*) bilang panlinis ng buhok at anit. Bagaman itinuring itong "*primitivo*" ng mga Kastila, kalaunan ay napatunayang mayroong saponins na mabisang anti-fungal at anti-microbial (Joven et al., *Journal of Ethnopharmacology*, 2018). Ang pagtutol ng mga ninuno ay hindi lamang dahil sa tradisyon, kundi dahil napatunayan nilang "hiyang" sa kanilang katawan ang likas na halamang ito.

Modernong Medisina

PAGSAPIT NG IKA-19 siglo, nang dumating ang mga Amerikano, ipinakilala ang bakteryolohiya at modernong parmakolohiya. Ngunit nanatili ang diwa ng *hiyang* sa kultura.

Halimbawa, nang ipakilala ang quinine laban sa malaria, maraming Pilipino ang nakaranas ng malubhang side effects tulad ng tinnitus at pagduduwal. Ang iba nama'y gumaling nang walang kapansin-pansing epekto. Ito'y malinaw na halimbawa ng interindividual variability na ngayon ay ipinaliliwanag ng genetics (Howes, 2016). Sa karaniwang wika, sinasabi lamang noon: *"hiyang sa kanya ang quinine, hindi hiyang sa akin"*.

Sa ika-20 siglo, pumasok ang biochemistry at pharmacogenetics. Noong 1957, natuklasan nina Arno Motulsky at kasamahan ang konsepto ng "drug idiosyncrasy", ang hindi inaasahang tugon sa gamot batay sa henetika (Motulsky, *Journal of the American Medical Association*, 1957). Ito ang nagbukas ng larangan ng pharmacogenetics.

Kung tutuusin, halos kapareho lamang nito ang konsepto ng *hiyang*. Ang kaibahan lamang: sa agham, ito'y ipinaliwanag sa antas ng gene at enzyme. Sa kultura, ito'y ipinahayag bilang pakiramdam at karanasan.

Paglawig

HANGGANG NGAYON, NANANATILI ang *hiyang* sa wika ng mga Pilipino. Sa pagbili ng sabon, bitamina, o kahit skincare, karaniwan ang linyang: *"Subukan mo muna kung hiyang ka."* Kahit sa medisina, ang mga doktor mismo ay nakikinig sa pasyente kapag sinasabi nilang hindi sila hiyang sa isang reseta.

Sa larangan ng akademya, ang mga mananaliksik na Pilipino tulad nina Tan (2008) at Alejandria-Gonzalez (2011) ay nagtala na ang konsepto ng *hiyang* ay may papel hindi lamang sa personal na kalusugan kundi sa pagbuo ng tiwala sa medisina. Ang pasyente ay hindi basta tatanggap ng reseta kung hindi niya ito nararamdaman bilang bagay o kaayon sa kaniyang katawan.

Buod

Sa kasaysayan, makikita natin na ang *hiyang*:

- Binuo ng **katutubong karanasan** bago pa man dumating ang mga Kastila.
- Nagsilbing **anyong pagtutol** sa ipinataw na medisina ng kolonisasyon.
- Nakahanap ng **bagong anyo** sa modernong agham ng pharmacogenetics.
- Nanatiling **buháy sa kultura** hanggang sa kasalukuyan, bilang praktikal at phenomenological na gabay sa pagpili ng gamot, pagkain, at kapaligiran.

Sa susunod na kabanata, lilipat tayo sa Agham ng Hiyang, isang sistematikong pagtalakay kung paanong ang konseptong ito ay direktang sumasalamin sa mga mekanismo ng pharmacology, pharmacokinetics, at pharmacogenomics.

Sanggunian

- Morga, A. de. *Sucesos de las Islas Filipinas* (1609).
- San Agustin, G. de. *Conquistas de las Islas Filipinas* (1698).
- Chirino, P. *Relacion de las Islas Filipinas* (1604).
- Quisumbing, E. *Medicinal Plants of the Philippines* (1978).
- Joven, R. et al. "Saponin content and antimicrobial activity of Entada phaseoloides." *Journal of Ethnopharmacology*, 2018.
- Motulsky, A. "Drug Reactions, Enzymes, and Biochemical Genetics." *JAMA*, 1957.
- Harrison's Principles of Internal Medicine, 21st ed. (2022).
- Johnson, J. A. *Annual Review of Medicine*, 2023.
- Tan, M. "Revisiting Filipino Folk Medicine." *Philippine Studies*, 2008.
- Alejandria-Gonzalez, C. *Medical Anthropology in the Philippines* (2011).
- Porter, R. *The Greatest Benefit to Mankind* (1997).
- Salazar, Z. *Babaylan at Asal-Babaylan* (1999).

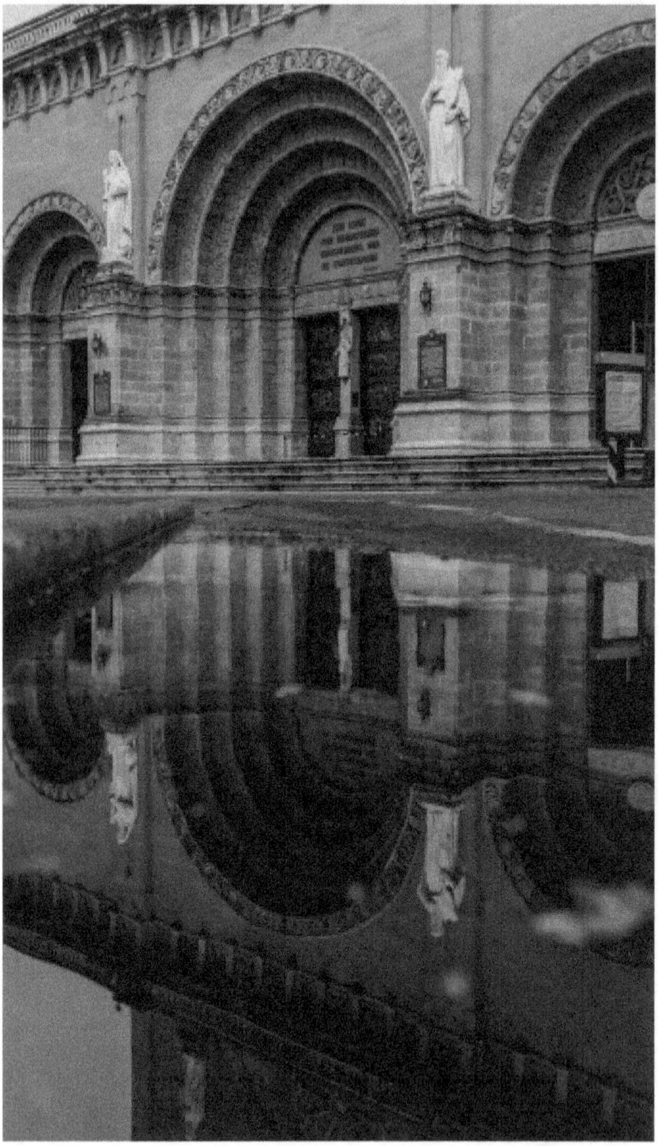

Kabanata 3: Agham ng Hiyang

S

a lahat ng larangan kung saan lumilitaw ang *hiyang*, pinakamatindi itong namamataan sa gamutan. Sapagkat ang gamot ay hindi lamang sangkap na kemikal, kundi isang *pagsubok ng katawan*: tatanggapin ba ito o tatanggihan? Magiging lunas ba ito o magiging lason?

Sa mga klinika at ospital, karaniwan ang katagang mula sa pasyente: *"Dok, parang hindi po ako hiyang sa gamot na ito."* Ang simpleng pahayag na ito, bagaman walang teknikal na salita, ay naglalaman ng isang buong larangan ng agham: pharmacokinetics, pharmacodynamics, at pharmacogenomics.

Pharmacokinetics: Landas ng Gamot

KAPAG INIINOM ANG GAMOT, agad itong sumasailalim sa tinatawag na **ADME process** , Absorption, Distribution, Metabolism, Excretion (Shargel, *Applied Biopharmaceutics & Pharmacokinetics*, 2015). Sa bawat hakbang, nagtatakda ang katawan kung magiging hiyang o hindi ang gamot.

Halimbawa ang Isoniazid (INH) ay isang pangunahing lunas laban sa tuberculosis. Noong dekada '50, napansin ng mga clinician na ang ilang pasyente ay mabilis na sumisipsip at naglalabas ng INH, samantalang ang iba'y mabagal at madaling nakakaranas ng hepatotoxicity (Harrison's, 21st ed., 2022). Nang matuklasan ang gene na *NAT2*, lumitaw na mayroong *"slow acetylators"* at *"fast acetylators."* Sa ating wika: may mga taong "hiyang" sa karaniwang dosis, at may mga taong "hindi hiyang," dahil masyadong naiipon ang gamot sa atay.

Ganito rin ang kaso sa *thiopurines* (azathioprine, 6-mercaptopurine), na ginagamit sa leukemia at autoimmune disease. Ang mga pasyenteng may kakulangan sa *thiopurine methyltransferase (TPMT)* enzyme ay madaling magkaroon ng matinding bone marrow suppression. Dahil dito, binabaan ng CPIC guidelines (2023) ang inirerekomendang dosis para sa kanila. Para bang sinasabi ng agham: "hindi sila hiyang sa karaniwang dosis."

Pharmacodynamics: Aksyon ng Gamot sa Katawan

NGUNIT HINDI LAMANG metabolism ang usapin. Kahit na tama ang dosis, kung hindi "kaayon" ang receptor ng katawan, hindi rin kikilos ang gamot.

Halimbawa and *beta-blockers* gaya ng metoprolol. May mga pasyenteng may *ADRB1 Gly389Arg polymorphism* na mas mahusay ang tugon, bumababa ang blood pressure at heart rate. Sa iba namang walang variant na ito, mahina ang epekto (Johnson, 2023).

Sa klinika, ito'y nakikita ng doktor bilang pasyenteng tila walang pagbabago sa kabila ng wastong gamot. Sa kanilang sariling wika: *"Dok, parang hindi ako hiyang sa maintenance na ito."*

Pharmacogenetics: Henetika ng Hiyang

DITO NAGIGING PINAKAMALINAW ang salin ng ating salita sa agham. Ang pharmacogenetics ay mismong agham ng *hiyang*,ang pagkakaiba-iba ng tugon ng tao batay sa genes (*inter-individual variation*).

1. **Warfarin**
    - *CYP2C9* at *VKORC1 variants* ang nagtatakda ng

sensitivity.

- Ang mga Asyano (kasama ang maraming Pilipino) ay mas may *VKORC1 A allele*, kaya mas mababa ang kakailanganing dosis (Harrison's, 2022).
- Sa klinikal na wika: *"Mas mabilis tumaas ang INR, hindi hiyang sa mataas na dose."*

2. **Clopidogrel**
   - Ang *CYP2C19 poor metabolizers* (karaniwan din sa Asyano) ay hindi nakakagamit ng aktibong metabolite ng gamot.
   - Bunga nito: walang proteksiyon laban sa atake sa puso kahit iniinom ang gamot (CPIC Guidelines, 2019).
   - Sa pang-araw-araw na paliwanag: *"Parang wala namang epekto, Dok, baka hindi ako hiyang."*
3. **Codeine**
   - Kailangan munang gawing morphine sa atay sa pamamagitan ng *CYP2D6.*
   - Kung "ultrarapid metabolizer," nagiging sobrang dami ng morphine, at nagdudulot ng panganib ng overdose.
   - Kung "poor metabolizer," halos walang epekto.
   - Isang gamot, ngunit dalawang magkasalungat na resulta: mula sa lunas hanggang sa lason.

Hiyang sa Ospital

ISANG HALIMBAWA MULA sa klinikal na karanasan: isang pasyente na may atrial fibrillation ang binigyan ng warfarin. Sa unang linggo pa lamang, bumagsak ang INR sa 5.0, at nagkaroon ng pasa sa balat. Matapos ang genetic testing, nalamang may *CYP2C9* variant siya. Ang medikal na ulat ay nagsabi: "dapat bawasan ang dosis." Ngunit sa wika ng pamilya: *"Hindi kasi hiyang sa kaniya ang gamot na iyon."*

Ang parehong obserbasyon, magkaibang lengguwahe. Ngunit parehong nagsasalita ng katotohanan.

Hiyang bilang Klinikal na Realidad

SA KABILA NG MAKABAGONG laboratoryo, genetic testing, at randomized controlled trials, nananatili ang karaniwang karanasan ng mga pasyente. Hindi laging sapat ang siyentipikong numero; mahalaga pa ring pakinggan ang mismong salita ng maysakit. Ang *hiyang* ay hindi lamang empirical na datos, kundi buhay na phenomenology ng katawan.

Kung gayon, ang konsepto ng *hiyang* ay nagsisilbing dagdag na wika sa medisina,isang tulay sa pagitan ng kultura ng pasyente at agham ng doktor. Hindi ito sentimental na paniniwala lamang, kundi *praktikal na diagnosis* na may katumbas na paliwanag sa pharmacology.

Buod

- Ang *hiyang sa gamot* ay maaaring ipaliwanag sa antas ng **pharmacokinetics, pharmacodynamics, at pharmacogenomics**.
- Maraming halimbawa (isoniazid, thiopurines, warfarin, clopidogrel, codeine) ang malinaw na nagpapakita ng parehong obserbasyon sa agham at kultura.
- Ang *hiyang* ay parehong **salita ng pasyente** at **konsepto ng siyensiya**, na maaaring magsanib upang maghatid ng mas personalisadong panggagamot.

Sa susunod na kabanata, **Hiyang at Henetika**, lalalim ang ating talakayan sa antas ng DNA, paano isinulat ng ebolusyon ang ating pagkakaiba-iba, at bakit ang bawat katawan ay may sariling *hiyang* na nakatala sa mga gene nito.

Sanggunian

- Harrison's Principles of Internal Medicine, 21st ed. (2022).
- Shargel, L. *Applied Biopharmaceutics & Pharmacokinetics.* (2015).
- Clinical Pharmacogenetics Implementation Consortium (CPIC) Guidelines (2019, 2023).
- Johnson, J. A. "Pharmacogenomics and Personalized Medicine." *Annual Review of Medicine*, 2023.
- Motulsky, A. "Drug Reactions, Enzymes, and Biochemical Genetics." *JAMA*, 1957.

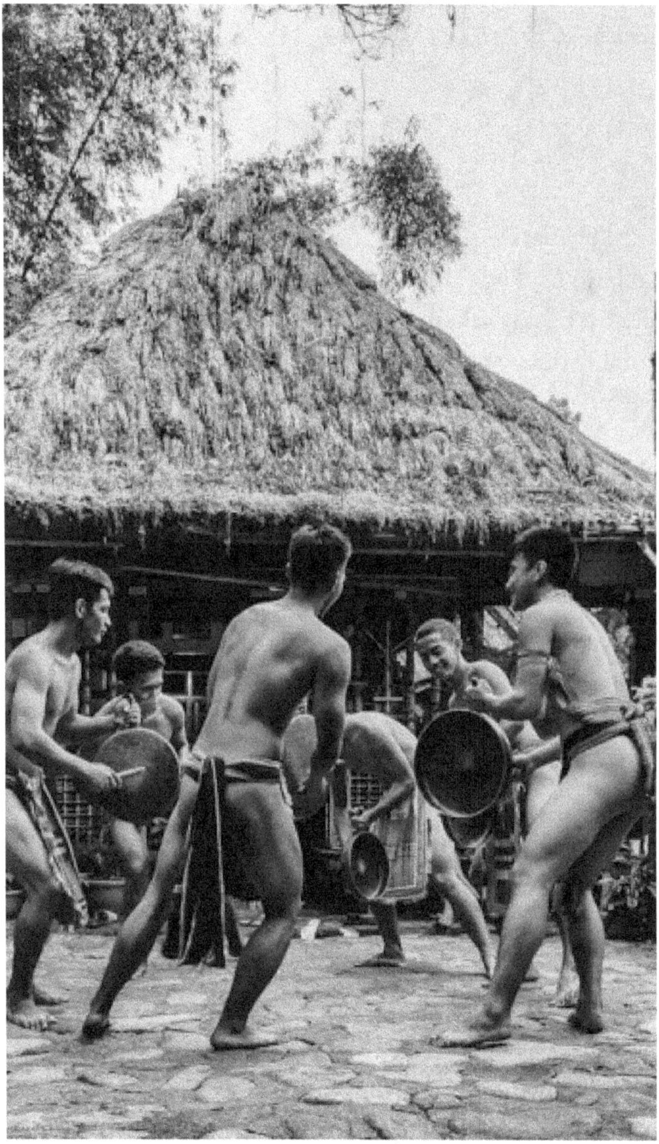

Kabanata 4: Henetika ng Hiyang

K

ung sa nakaraang kabanata'y tinunton natin ang mga gamot at ang kanilang paglalakbay sa katawan, ngayon nama'y bababa tayo sa pinaka-maliit na antas ng pagkakaiba: ang ating mga gene. Sapagkat ang *hiyang* ay hindi lamang bunga ng pakiramdam, kundi nakaugat mismo sa henetikong pagkakaiba-iba ng tao.

DNA: Punong Batayan ng Pagkakaiba

ANG DNA AY MAAARING ituring na aklat ng hiyang. Bagaman halos magkapareho ang mga tao sa 99.9% ng kanilang genome, ang natitirang 0.1% ang nagtatakda ng ating indibidwal na pagkakaiba (1000 Genomes Project Consortium, 2015). Dito pumapasok ang mga *single nucleotide polymorphisms (SNPs)*, maliit na pagbabago sa isang titik ng DNA na nagbubunga ng malaking epekto sa kung paano tinatanggap ng katawan ang gamot.

Mga halimbawa:

- Sa gene *CYP2C19*, ang pagkakaroon ng *loss-of-function allele* (*CYP2C19* *2 o *3) ay nagdudulot ng mababang kakayahan sa pag-activate ng clopidogrel.
- Sa *CYP2D6*, ang pagkakaiba ng ilang kopya ng gene ay nagreresulta sa pagiging *poor metabolizer* o *ultrarapid metabolizer* para sa codeine.

Sa bawat mutasyon, may katawan na nagiging "hiyang" at may katawan na nagiging "hindi hiyang."

Ebolusyon

BAKIT NGA BA NAGKAROON ng ganitong pagkakaiba-iba? Ang sagot ay nasa ebolusyon.

- Ang *NAT2 slow acetylators* ay karaniwan sa Europa, at sinasabing nagbigay ng proteksiyon laban sa ilang uri ng tuberculosis sa pre-antibiotic era (Harrison's, 2022).
- Ang *G6PD deficiency*, na karaniwan sa mga populasyong Asyano at Aprikano, ay nagdudulot ng hemolysis kapag uminom ng ilang gamot tulad ng primaquine. Ngunit ang parehong mutasyon ay nagbibigay ng proteksiyon laban sa malaria (Luzzatto et al., *Blood*, 2020).

Sa madaling sabi, ang pagiging "hindi hiyang" sa isang gamot ay maaaring naging "hiyang" sa kaligtasan ng mga ninuno laban sa isang sakit.

Ang *hiyang* ay hindi lamang inter-individual, kundi inter-generational, isang pamanang henetiko na hinubog ng pakikibaka ng ating mga ninuno laban sa kapaligiran.

Mga Halimbawa ng Genetic Variability

1. **Warfarin at VKORC1/CYP2C9**
    - Sa mga Asyano, mataas ang prevalence ng *VKORC1 A allele*, dahilan kung bakit mas mababa ang dose requirement.
    - Samantala, sa mga Europeo, mas karaniwan ang *CYP2C9 variants* na nagpapabagal ng metabolism.
2. **Isoniazid at NAT2**
    - Ang "slow acetylators" ay mas karaniwan sa mga European at African populations.
    - Ang "fast acetylators" naman ay mas marami sa mga

Asyano.

3. **HLA-B*57:01 at Abacavir Hypersensitivity**
   - Ang pagkakaroon ng allele na ito ay halos tiyak na magbubunga ng malubhang allergic reaction sa abacavir, isang antiretroviral drug (Mallal et al., *NEJM*, 2002).
   - Dahil dito, naging global standard na ang HLA testing bago magbigay ng gamot.

SA BAWAT HALIMBAWA, malinaw na ang hiyang ay nakasulat sa gene, ngunit binibigyang-kahulugan sa karanasan ng katawan.

Henetika at Kultura: Magkatuwang na Pagbasa

MAHALAGANG TANDAAN, hindi lamang DNA ang salik. May lenteng kultural din ang hiyang. Sa Pilipinas, ang paggamit ng *gamot na herbal* ay madalas na ikinakabit sa konsepto ng hiyang. Halimbawa, ang isang tao'y maaaring sabihing hiyang sa *lagundi* para sa ubo, samantalang ang iba'y walang nararamdamang epekto. Ang siyensya'y nakakita ng ilang aktibong sangkap (*vitex negundo* flavonoids), ngunit hindi lahat ay tumutugon nang pantay.

Sa ganitong paraan, ang *hiyang* ay nasa pagitan ng kultura at agham. Ang kultura nagbibigay ng wika, samantalang ang agham nagbibigay ng mekanismo.

Hiyang bilang Personalized Medicine

NGAYON, SA PANAHON ng precision medicine, muling sumisikat ang konsepto ng hiyang,ngunit sa wika ng genome. Ang CPIC guidelines (2019, 2023) ay malinaw na nagpapakita kung paano binabago ang dosis o pinapalitan ang gamot batay sa genetic test.

Sa makabagong ospital, ang *"hiyang"* ay tinatawag na gene-guided therapy. Ngunit sa dulo, iisa ang tanong: *Anong gamot ang babagay sa taong ito?*

Buod

- Ang *hiyang* ay may malinaw na ugat sa **genetic variability** ng tao.
- Ang ebolusyon ang naghubog ng pagkakaibang ito, kung saan ang ilang mutation ay proteksiyon sa sakit, ngunit nagdudulot ng "hindi hiyang" na tugon sa gamot.
- Sa panahon ng precision medicine, muling pinatutunayan ng agham ang katutubong konsepto ng *hiyang* bilang gabay sa **personalized therapy.**

Sanggunian

- 1000 Genomes Project Consortium. "A global reference for human genetic variation." *Nature* (2015).
- Harrison's Principles of Internal Medicine, 21st ed. (2022).
- CPIC Guidelines (2019, 2023).
- Mallal, S. et al. "HLA-B*57:01 screening and abacavir hypersensitivity." *NEJM* (2002).
- Luzzatto, L. et al. "G6PD deficiency." *Blood* (2020).

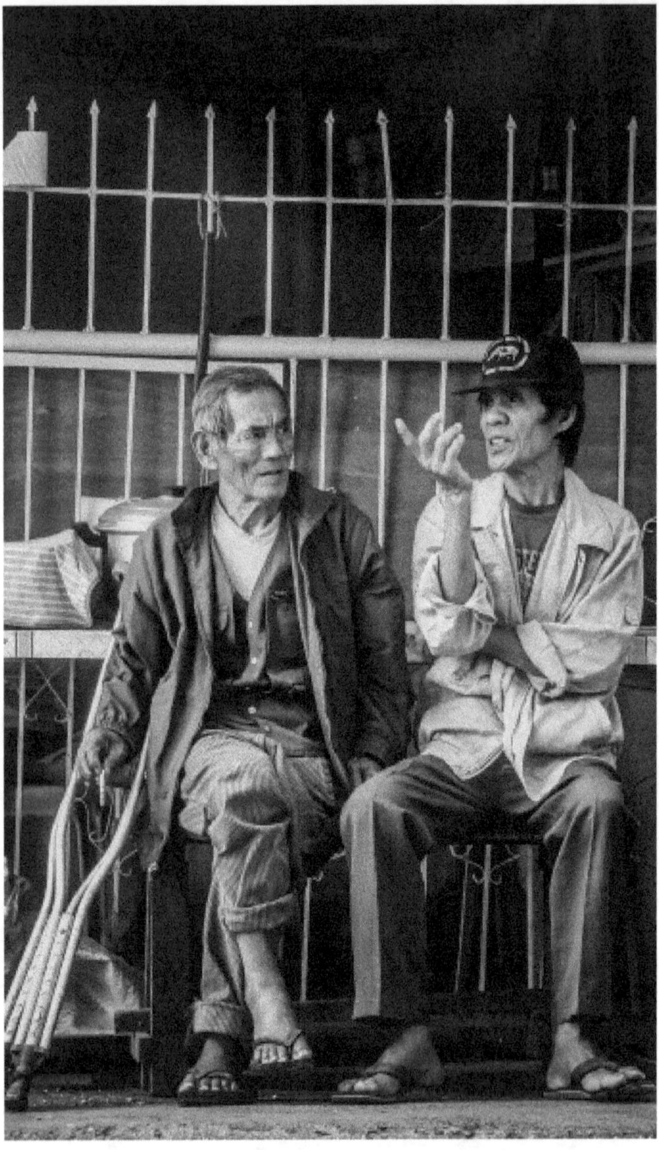

Kabanata 5: Hiyang at ang Ekosistema

Kung ang mga gene ay nagsusulat ng batayang "nota" ng ating tugon, ang katawan naman ay parang isang orkestra kung saan tumutugtog ang iba't ibang biyolohikal na sistema. Sa loob ng ating bituka, balat, at baga ay naninirahan ang trilyong mikrobyo, isang *ecological community* na hindi hiwalay kundi kaisa ng ating kalusugan. At dito, muling bumabangon ang konsepto ng *hiyang*: may mga pagkain, gamot, at kapaligiran na nagiging kaayon sa ating ecosystem, at mayroon ding hindi.

Microbiome bilang Ugat ng Hiyang

SA HULING DALAWAMPUNG taon, malinaw na ipinakita ng Human Microbiome Project (2012) na ang pagkakaiba-iba ng microbial flora ay may malakas na impluwensiya sa tugon sa gamot at nutrisyon.

- **Digoxin**
    - Isang klasikong halimbawa: may ilang pasyente na hindi tumatalab ang cardiac drug na digoxin.
    - Paliwanag: sa kanilang bituka, naninirahan ang *Eggerthella lenta*, isang bakterya na nagde-deactivate ng digoxin (Haiser et al., *Science*, 2013).
    - Sa klinika: "Hindi hiyang" ang pasyente, ngunit hindi dahil sa genes, kundi dahil sa mga mikrobyo.
- **Irinotecan**
    - Sa chemotherapy, ang gamot na irinotecan ay nagiging aktibong metabolite (SN-38). Ngunit ang ilang mikrobyo sa bituka ay muling nag-a-activate ng toxic metabolite, na nagdudulot ng matinding diarrhea (Wallace et al., *Science*, 2010).

    - Ang ilang pasyente'y tila hindi hiyang sa gamot,hindi dahil mahina ang katawan, kundi dahil sa hindi inaasahang pakikipagtulungan ng kanilang microbiome.

Pagkain at Hiyang

SA ATING KULTURANG Pilipino, madalas marinig ang mga katagang: *"Hindi ako hiyang sa gatas." "Mas hiyang ako sa kanin kaysa tinapay."*

- **Lactose Intolerance**
    - Isang malinaw na halimbawa: ang kakayahang tunawin ang lactose ay nakasalalay sa gene *LCT*, ngunit mas nakikita ang epekto sa kultura.
    - Sa maraming Asyano, bumababa ang lactase enzyme pagdating ng adulthood → kaya't hindi hiyang sa gatas.
    - Samantalang sa mga Europeo, dahil sa mutasyon at seleksyon ng ebolusyon, nanatili ang lactase persistence (Enattah et al., *Nature Genetics*, 2002).

- **Gluten Sensitivity at Celiac Disease**
    - Ang *HLA-DQ2/DQ8* variants ay nagdaragdag ng panganib, ngunit hindi lahat ng may variant ay nagkakaroon ng sakit.
    - Ang *hiyang* o *hindi hiyang* sa tinapay ay nagiging produkto ng gene + environment + kultura ng pagkain.

Sa madaling sabi, ang konsepto ng hiyang sa pagkain ay parehong nakaugat sa henetika at sa microbial/ekolohikal na balangkas ng katawan.

Kapaligiran at Hiyang

HINDI LAMANG LOOB NG katawan, kundi pati labas,ang ating paligid,ang nakakaimpluwensiya sa hiyang.

- **Polusyon sa Hangin at Hika**
  - May mga bata na madaling magkaroon ng hika sa polusyon, at may mga bata namang tila mas "resistant."
  - Mga gene gaya ng *GSTM1* at *NQO1* polymorphisms ay nag-uugnay sa kakayahang mag-detoxify ng nalalanghap na polusyon (London et al., *Lancet*, 2000).
  - Kaya't ang hiyang ay hindi lang personal, kundi nakaugat din sa lungsod, hangin, at klima.

- **Altitud at Oksiheno**
  - Sa Tibet, ang *EPAS1* gene variant ay nagbibigay-daan sa epektibong paggamit ng oxygen sa mataas na lugar (Simonson et al., *Science*, 2010).
  - Ang mga dayuhan na walang mutasyon ay madaling kapusin sa hangin,isang malinaw na halimbawa ng "hindi hiyang" sa kapaligiran.

Ang Katawan bilang Hardin

KUNG GAYON, MAAARING isipin ang katawan bilang isang hardin. Ang hiyang ay hindi lamang nasa binhi (genes), kundi pati sa lupa (microbiome), klima (environment), at paraan ng pag-aalaga (diet, lifestyle).

- Ang pasyenteng hindi hiyang sa digoxin dahil sa mikrobyo ay parang hardin na may damong ligaw.
- Ang taong hindi hiyang sa gatas ay parang halaman na hindi tumutubo sa ibang lupa.
- Ang taong madaling dapuan ng hika sa polusyon ay parang bulaklak na madaling malanta sa usok.

Sa ganitong pananaw, ang *hiyang* ay hindi na lamang medikal na kategorya, kundi ecological resonance,ang pakikipag-ugnayan ng katawan sa mas malawak na buhay sa paligid nito.

Buod

- Ang microbiome ay isang mahalagang salik ng hiyang: nagtatakda kung kikilos ba o hindi ang ilang gamot.
- Ang pagkain ay malinaw na larangan ng hiyang, mula lactose intolerance hanggang gluten sensitivity.
- Ang kapaligiran, polusyon, at klima ay nagpapalawak sa hiyang lampas sa loob ng katawan.
- Ang katawan ay isang **ecological system**, at ang hiyang ay tanda ng kanyang balanse o kawalan ng balanse sa mga sistemang ito.

Sanggunian

- Human Microbiome Project Consortium. *Nature*, 2012.
- Haiser, H. J. et al. "Microbial metabolism of digoxin." *Science* (2013).
- Wallace, B. D. et al. "Gut microbiome and irinotecan toxicity." *Science* (2010).
- Enattah, N. S. et al. "Lactase persistence." *Nature Genetics* (2002).
- London, S. J. et al. "Air pollution, GSTM1, and childhood asthma." *Lancet* (2000).
- Simonson, T. S. et al. "Genetic adaptation to high altitude." *Science* (2010).

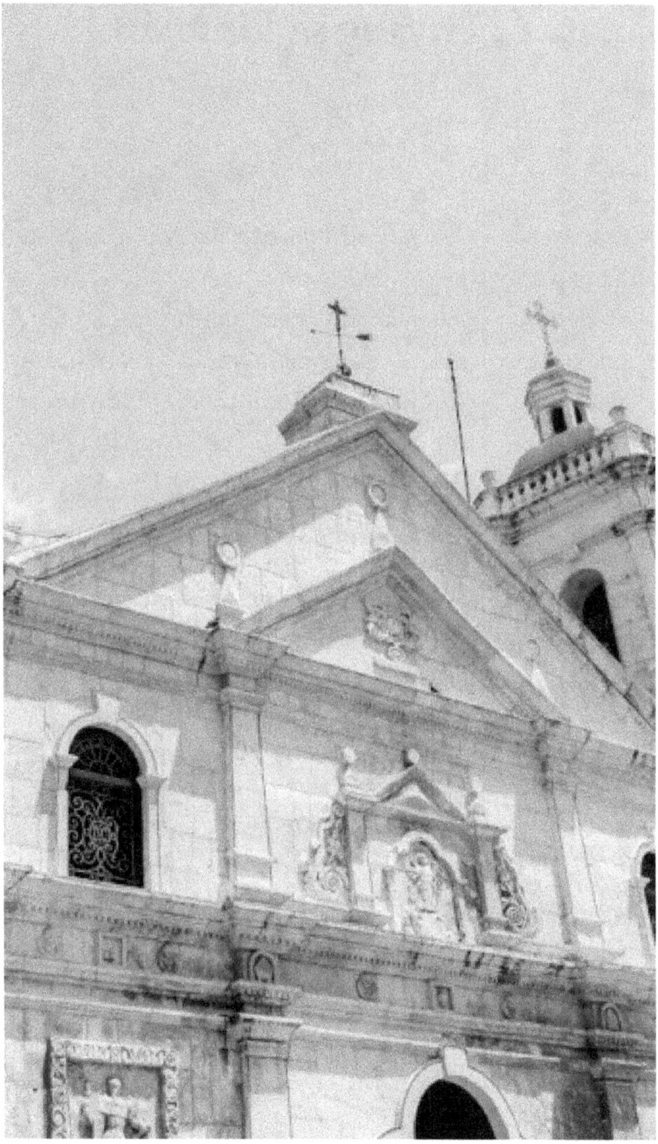

Kabanata 6: Hiyang sa Lipunan

K

apag sinabi ng isang pasyente, *"Dok, parang hindi po ako hiyang sa gamot na ito,"* hindi lamang katawan ang nagsasalita. Nagsasalita rin ang kultura, lipunan, at ugnayan ng tiwala. Sapagkat ang hiyang ay hindi lamang tugon ng atay o ng gene, kundi isang masalimuot na karanasang hinuhubog ng pamilya, komunidad, at mismong relasyon sa manggagamot.

Ang Kwento ni Lola Rosa

SA ISANG BARYO SA QUEZON, si *Lola Rosa*, pitumpu't dalawang taong gulang, ay may altapresyon. Ibinigay sa kanya ng doktor ang amlodipine, ngunit matapos ang isang linggo'y sinabi niya sa anak: *"Parang hindi ako hiyang, nahihilo ako."* Pumunta sila sa albularyo, at nagpalit ng halamang gamot, tanglad at sambong. Makalipas ang ilang buwan, bumalik siya sa doktor, dala-dala ang tala ng kanyang presyon. Hindi ito perpekto, ngunit bumaba nang kaunti.

Sa mata ng medikal na agham, malinaw na side effect ng amlodipine ang hilo, ngunit maaring bumaba ang presyon kung tuloy-tuloy ang pag-inom at ina-adjust ang dosis. Ngunit sa mata ni Aling Rosa, *hindi siya hiyang*. Sa konteksto ng kanyang kultura, ang pagiging hiyang ay nakaugat sa pakiramdam, tiwala, at personal na kasaysayan.

Ang kwento ni Aling Rosa ay hindi hiwalay sa agham: ipinapakita nito ang interplay ng adverse drug reactions (Harrison's, 2022), adherence, at cultural interpretation of illness (Kleinman, *The Illness Narratives*, 1988).

Relasyon ng Doktor at Pasyente

SA MGA PAG-AARAL SA medisina, malinaw na ang tiwala ay may direktang epekto sa kinalabasan ng paggagamot. Ang placebo effect at nocebo effect ay hindi basta guni-guni; ito'y nasusukat sa pamamagitan ng brain imaging at neuroendocrine markers (Benedetti, *Placebo Effects*, 2009).

- Kapag nagtitiwala ang pasyente sa doktor, mas malaki ang tsansa na tatanggapin at iinumin ang gamot,na nagiging "hiyang."
- Kapag may alinlangan o takot, mas madalas na ihinto ang gamot, kaya't lumilitaw na "hindi hiyang."

Sa Pilipinas, kung saan mahalaga ang interpersonal na relasyon, ang salitang *hiyang* ay nagiging barometro ng tiwala. Isang doktor na malumanay magsalita at nakikinig ay mas madalas marinig ang pasyenteng nagsasabing, *"Dok, hiyang ako sa gamutan ninyo."*

Komunidad at Hiyang

SA MGA RURAL HEALTH units, karaniwan ang "word of mouth" tungkol sa gamot. Kapag sinabing *"hiyang ang kapitbahay ko sa herbal na ito,"* mas mabilis itong tatangkilik kaysa sa abstract na rekomendasyon ng DOH.

- Sa public health, tinatawag itong social proof at community-based adherence (Campbell & Jovchelovitch, *Health, Community and Development*, 2000).
- Sa siyensya, ang nasusukat dito ay ang population variability. Kahit sa clinical trials, mayroong responders at non-responders (FDA, 2018).

Sa konteksto ng kultura, ang *hiyang* ay isang shared diagnosis, isang kasunduan ng komunidad kung alin ang dapat gamitin.

Mario, Migrante

SI *Mario,* isang OFW sa Middle East, ay nagkaroon ng type 2 diabetes. Nang binigyan siya ng metformin, nagreklamo siya ng pagtatae. Sa Pilipinas, ang kanyang pamilya'y nagsabi: *"Baka hindi ka hiyang, subukan mo yung gamot ng pinsan natin."* Ngunit sa bansang kinaroroonan, malinaw ang paliwanag ng doktor: *"Metformin can cause gastrointestinal upset at first; usually it improves with time or with extended-release formulation."*

Dito makikita na ang parehong sintomas ay binibigyang-kahulugan ng dalawang magkaibang lente:

- Sa agham: pharmacokinetics at side effect profile.
- Sa kultura: hiyang o hindi hiyang.

Ang parehong lente ay may saysay,sapagkat kung hindi magtutuloy si Mario sa gamot, tataas ang kanyang asukal at lalala ang komplikasyon. Ang kultura ng hiyang ay direktang nakaapekto sa kanyang medical adherence.

Hiyang bilang Teknolohiyang Panlipunan

MAAARING ISIPIN ANG *hiyang* bilang isang teknolohiyang panlipunan (*social technology*),isang konsepto na ginagamit ng mga tao upang ilarawan, ipaliwanag, at pamahalaan ang hindi pantay na tugon sa gamot. Sa halip na maging hadlang, maaari itong gawing kasangkapan ng medisina.

Halimbawa, kapag sinabi ng pasyente na hindi siya hiyang, maaaring sundan ng doktor ang tanong: *"Ano po ang nararamdaman ninyo?"*Sa ganitong paraan, naisasalin ang etnograpikong obserbasyon tungo sa klinikal na datos (hal., side effect, genetic variability, o drug interaction).

Buod

- Ang *hiyang* ay lumilitaw hindi lamang sa katawan, kundi sa **ugnayan ng tao, doktor, at komunidad**.
- Etnograpikong kuwento (Aling Rosa, Mario) ay nagpapakita kung paano nagiging tulay ang hiyang sa pagitan ng agham at kultura.
- May siyentipikong batayan ang tiwala at placebo/nocebo effects.
- Ang hiyang ay maaaring gamitin ng medisina bilang **diagnostic doorway** tungo sa mas mahusay na personalisadong lunas.

Sanggunian

- Harrison's Principles of Internal Medicine, 21st ed. (2022).
- Kleinman, A. *The Illness Narratives.* (1988).
- Benedetti, F. *Placebo Effects.* (2009).
- Campbell, C. & Jovchelovitch, S. "Health, Community and Development." *Journal of Community & Applied Social Psychology* (2000).
- FDA. *Drug Development and Population Variability.* Guidance Document (2018).

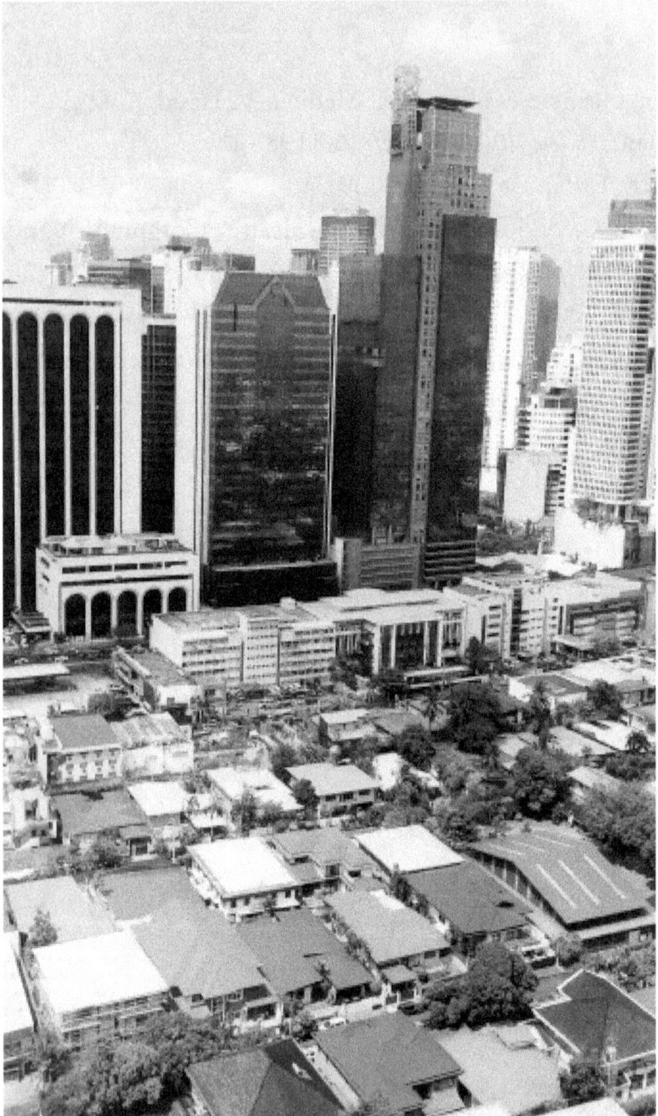

Kabanata 7: Hiyang sa Panahon at Ebolusyon

A

ng konsepto ng *hiyang* ay hindi nananatiling nakapirmi. Wari itong ilog na dumadaloy, sumasabay sa pagbabagong hatid ng panahon at ng ebolusyon ng tao at ng lipunan. Sa ating mga ninuno, bago pa man dumating ang mga Kastila, ang medisina ay nakaugat sa lupa at halaman. Ang albularyo at herbolaryo ay kumikilala kung aling tao ang hiyang sa tsaang gawa sa lagundi, o kung kanino mas mabisa ang langis ng niyog na hinaluan ng bawang. Walang salita noon para sa "pharmacogenetics," ngunit naroon na ang pagkilala sa inter-individual variability, ipinapahayag lamang sa anyo ng karanasan at pamahiin.

Pagdating ng kolonyalismo, pumasok ang bagong wika ng medisina. Ang mga prayle at dayuhang manggagamot ay nagdala ng quinine, mercury, at iba't ibang kemikal na sa paningin ng mga Pilipino ay may halong hiwaga. Ngunit kahit sa panahong iyon, nanatili ang wika ng *hiyang*. Kapag sinabi ng pasyente na hindi siya hiyang sa gamot ng paring Kastila, hindi ibig sabihin na siya'y laban sa siyensya, kundi marahil ay hindi tumutugma ang kanyang katawan sa bagong gamot na iyon, o kaya nama'y hindi niya nadama ang tiwala sa nagbigay nito.

Sa ika-20 siglo, nang dumating ang mga modernong ospital at unti-unting naging batayan ng medisina ang agham, nagbago rin ang mga lente ng pagtingin sa hiyang. Ang mga mananaliksik ay nagsimulang mapansin ang iba't ibang tugon ng tao sa parehong gamot. May ilan na gumagaling agad sa penicillin, may iba nama'y nagkakaroon ng matinding allergy. Ang mga ulat ng anaphylaxis sa unang dekada ng paggamit ng penicillin ay isa lamang sa maraming halimbawa na nagpatibay sa ideya na ang katawan ng tao ay hindi nagkakaisa sa pagtanggap ng lunas. Dito pumasok ang mas malinaw na konsepto ng pharmacogenetics sa kalagitnaan ng 20th century, lalo na nang matuklasan na ang deficiency sa G6PD ay nagdudulot ng hemolysis kapag nakainom ng ilang gamot gaya ng primaquine.

Ang wika ng agham ay naging mas teknikal, CYP450 enzymes, polymorphisms, haplotypes, ngunit kung pakikinggan natin ang pasyente, nananatili ang dating salitang Pilipino: *"Dok, parang hindi ako hiyang."* Sa katunayan, ang *hiyang* ay naglalaman ng parehong pananaw: ang sinaunang pagkaunawa ng tao na hindi lahat ay pare-pareho, at ang makabagong paliwanag na ang ating genome ay iba-iba, kaya't iba-iba rin ang tugon.

Ngunit ang kasaysayan ng hiyang ay hindi lamang tungkol sa gamot. Sa loob ng milenyo, ang tao mismo ay nagbago. Ang ating mga gene ay hinubog ng ebolusyon, at ang pakikibagay ng bawat lahi sa kanilang kapaligiran ay nag-iwan ng bakas sa ating pharmacogenomic profile. Ang mga Europeo, na sanay sa alak at fermented grains, ay nagkaroon ng mas mataas na tolerance sa alkohol, samantalang maraming Asyano ay nananatiling may genetic polymorphism sa ALDH2 na nagdudulot ng "Asian flush." Ang mga populasyon sa Aprika ay nagdala ng selektibong proteksyon laban sa malaria sa pamamagitan ng sickle cell trait, ngunit kasabay nito ay may kaakibat na panganib ng sickle cell disease. Sa bawat halimbawa ng adaptasyon, makikita natin ang echo ng hiyang: ang katawan ay pumipili kung alin ang katugma at alin ang hindi.

Sa panahon ngayon, sa ilalim ng malawak na payong ng precision medicine, nagiging mas malinaw ang pangarap ng agham: isang medisina na tunay na hiyang sa bawat tao, batay sa kanyang DNA, microbiome, at personal na kasaysayan. Ngunit nakatutuwa at nakapagtataka na ang ganitong pananaw, na pinakabagong pananaliksik ng genomics at bioinformatics ang nagpapatibay, ay matagal nang isinasabuhay ng mga

Pilipino sa kanilang araw-araw na wika. Para bang ipinapakita ng kasaysayan na kung minsan, ang karunungan ng karanasan ay nauuna pa kaysa sa salita ng laboratoryo.

Sa ebolusyon ng medisina, mula halamang gamot ng ninuno, hanggang kolonial na kemikal, hanggang makabagong genomics, hindi nawala ang diwa ng hiyang. Nag-iba lang ang wika, nag-iba lang ang lente, ngunit ang pangunahing tanong ay nanatili: *"Ano ang akma sa katawan ng isang tao?"* At ito ang tanong na patuloy na gumagabay, hindi lamang sa agham ng gamot, kundi sa mas malawak na pag-unawa sa tao mismo.

BRIAN POLLO

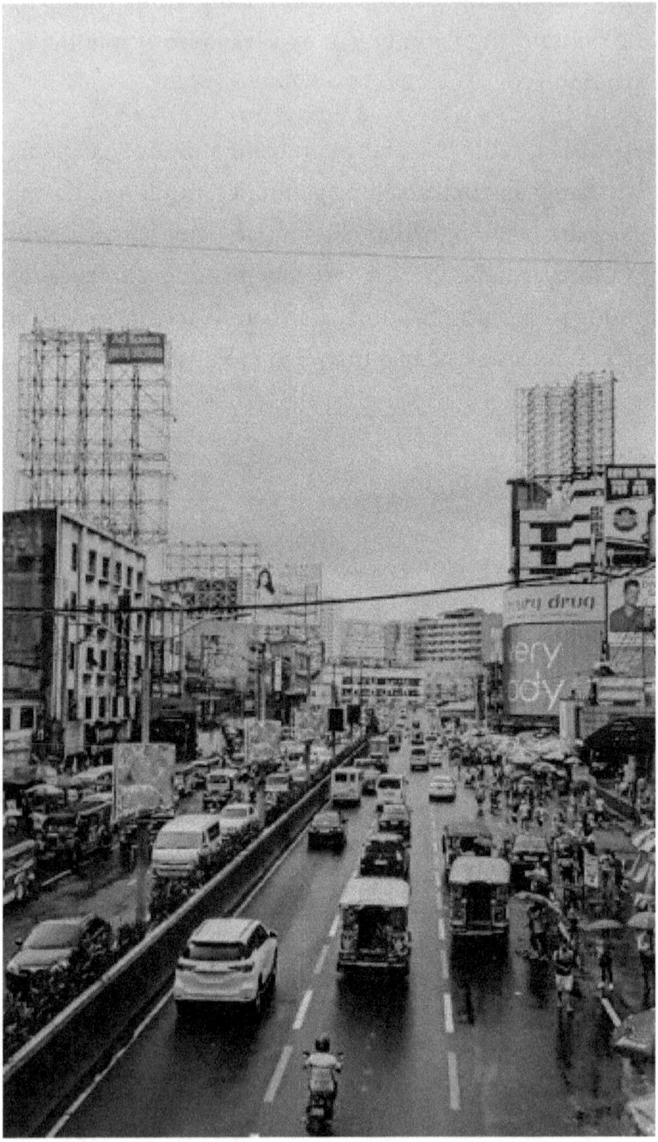

Kabanata 8: Hiyang sa Antas ng Molekula

Kapag binubuksan ng isang manggagamot ang pahina ng *Harrison's Principles of Internal Medicine*, mababasa niya ang mga detalyadong talahanayan ng pharmacogenomic associations: kung anong gene variant ang nagdidikta ng mabisa o mapanganib na tugon sa gamot. Sa unang tingin, tila malayo ito sa payak na katagang Pilipino na *hiyang*. Ngunit kung susuriin, ang bawat tala ng CPIC guideline, bawat rekomendasyon ng dosage adjustment batay sa isang allele, ay isang teknikal na pagsasalin ng parehong tanong: sino ang hiyang at sino ang hindi?

Isang klasikong halimbawa ang gene *CYP2D6*. Ang enzyme na ito ay responsable sa metabolismo ng maraming gamot, kabilang ang codeine. Sa mga taong tinatawag na *poor metabolizers*, halos walang aktibidad ang CYP2D6. Dahil dito, hindi nila kayang gawing morphine ang codeine, kaya't hindi nila nararamdaman ang analgesic effect. Sa kabaligtaran, ang mga *ultrarapid metabolizers* ay nagko-convert ng codeine sa morphine nang masyadong mabilis, nagreresulta minsan sa toxicity at respiratory depression. Kapag sinabing *"hindi hiyang sa codeine"* ang isang pasyente, maaaring ito ay pagsasalin lamang ng genetic variation sa karanasang Pilipino.

Ganito rin ang kaso sa *CYP2C19*. Maraming Pilipino ang nagtataglay ng loss-of-function allele na CYP2C19*2, na nagreresulta sa mabagal na metabolismo ng clopidogrel, isang antiplatelet drug. Sa ganitong sitwasyon, kahit sumusunod ang pasyente, hindi niya natatamo ang inaasahang proteksiyon laban sa stroke o myocardial infarction. Ang *hiyang* ay hindi dito nakasalalay sa pakiramdam lamang, kundi sa mismong kakayahan ng katawan na mag-activate ng gamot.

Ngunit marahil ang pinakamatindi at pinakakilalang halimbawa ay ang allele na HLA-B*15:02, na matatagpuan sa maraming populasyong Asyano, kabilang ang mga Pilipino. Kapag ang isang taong may ganitong allele ay binigyan ng carbamazepine, maaaring maganap ang nakamamatay na Stevens-Johnson syndrome o toxic epidermal necrolysis. Sa wika ng komunidad, hindi siya hiyang sa gamot. Sa wika ng agham, mayroong malalim na immunogenetic predisposition na hindi makikita sa pangkaraniwang check-up. Ang CPIC ay malinaw. Huwag ibigay ang carbamazepine kung positibo sa HLA-B*15:02.

Maging ang simpleng G6PD deficiency, na karaniwan sa mga Pilipino, ay isang halimbawa ng hiyang sa antas ng enzyme. Ang isang tao na may ganitong deficiency ay maaaring magkaroon ng hemolysis kapag binigyan ng primaquine o kahit ilang herbal preparation. Kaya't ang kwento ng "hindi hiyang sa gamot" ay madalas na may eksaktong katapat sa laboratoryo.

Ngunit higit pa sa listahan ng genes at enzymes, mahalagang maunawaan na ang hiyang ay hindi lamang tukoy na siyentipikong kategorya. Ito ay isang karanasang bumabalot sa buong spectrum, mula sa molekula hanggang sa katawan, mula sa kultura hanggang sa lipunan. Ang CPIC guidelines ay hindi kailanman mababasa ng karamihan ng mga pasyente; sa halip, ang kanilang wika ay mananatiling payak: *"Dok, hiyang ako dito,"* o *"Dok, hindi ako hiyang."*

Kung tutuusin, ang hinaharap ng medisina ay maaaring makita bilang isang pagbabalik-loob sa lumang karunungan. Ang layunin ng precision medicine ay hindi lamang magbigay ng gamot, kundi siguraduhin na ito'y akma sa katawan ng bawat tao. At kung iyon ang pinakadulo ng agham, masasabi nating ang konsepto ng hiyang ay matagal nang naroon, naghihintay lamang na bigyan ng siyentipikong pangalan.

Sa huli, ang hiyang ay nananatiling tulay. Ito ang wika ng pasyente na ipinapaliwanag ng gene, ang pakiramdam na isinasalin ng siyensya, ang tradisyon na kinukumpirma ng laboratoryo. Kapag natutunan ng medisina na pakinggan ang dalawang tinig,ang payak na karanasan at ang teknikal na datos,doon lamang makakamtan ang isang medisina na tunay na para sa lahat. At marahil, doon din natin makikita ang landas kung saan nagtatagpo ang agham at ang buhay na kuwento ng karanasang pantao.

BRIAN POLLO

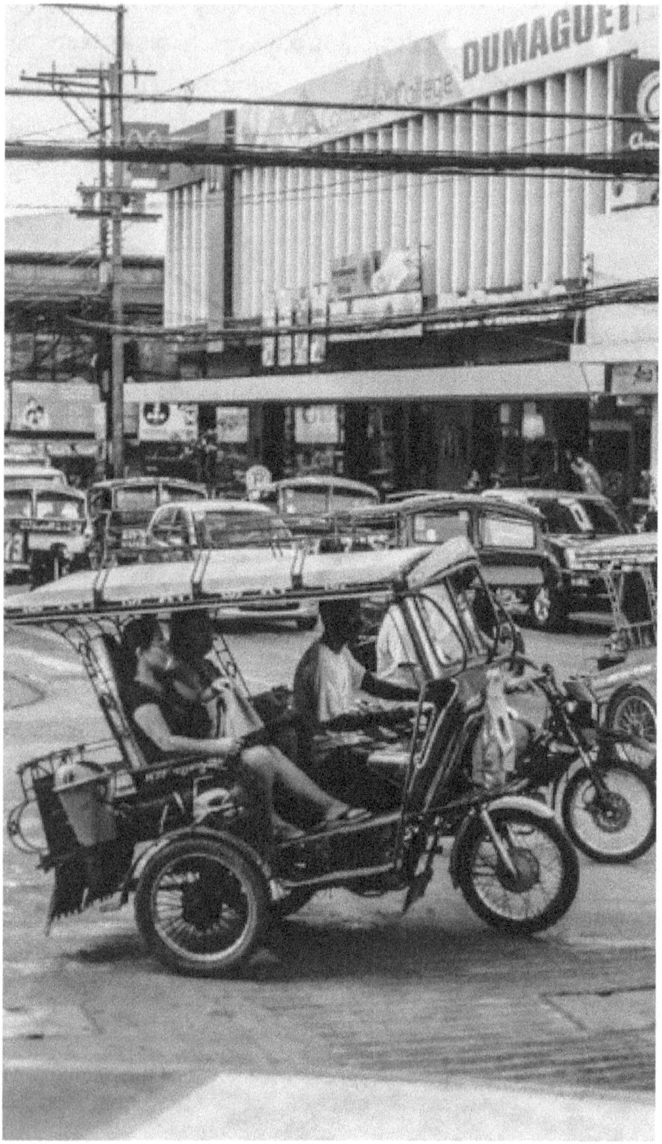

Kabanata 9: Metformin at ang pagkahiyang ng mga Pilipino

S

a modernong medisina, ang metformin ang unang lunas na iniisip kapag nabanggit ang type 2 diabetes mellitus. Isa itong haligi ng gamutan, barya-baryang nabibili, at subok sa buong mundo. Ngunit sa kabila ng pagiging "standard of care," hindi lahat ng pasyente ay pantay ang tugon dito. Sa klinika, may mga pasyenteng agad bumababa ang HbA1c matapos lamang ang tatlong buwan ng metformin, samantalang ang iba'y halos walang pagbabago. Kapag tinanong, ang sagot ng pasyente ay madalas na pareho: *"Dok, parang hindi hiyang sa akin ang gamot."*

Ang pananaliksik nina Elizabeth Paz-Pacheco at mga kasamahan mula sa University of the Philippines at iba pang institusyon sa bansa ay nagbibigay-laman sa matagal nang obserbasyong ito. Sa kanilang pag-aaral, higit dalawang daang Pilipinong may bagong-diagnose na diabetes ang sinubok. Lahat ay binigyan ng metformin monotherapy sa loob ng tatlong buwan, at sinukat ang HbA1c bago at pagkatapos. Ngunit higit pa sa karaniwang klinikal na pagsusuri, siniyasat din ang kanilang DNA gamit ang microarray technology upang tukuyin ang mga genetic variant na maaaring nakaaapekto sa tugon sa gamot.

Lumabas sa pagsusuri ang tatlong genetic variants na may malinaw na kaugnayan sa bisa ng metformin. Pinaka-matingkad dito ang mga pagbabago sa FKBP5 gene, isang gene na orihinal na mas kilala sa papel nito sa stress response at glucocorticoid regulation. Sa kanilang mga resulta, nakita na ang ilang single nucleotide polymorphisms (SNPs) ng FKBP5 ay may malaking odds ratio, nagpapahiwatig na ang mga taong nagtataglay ng tiyak na variant ay mas malamang na magtagumpay sa pagbaba ng asukal sa dugo gamit ang metformin.

Ano ang ipinapahiwatig nito? Una, na ang tugon sa metformin,isang gamot na higit kalahating siglo nang ginagamit,ay hindi basta pare-pareho sa lahat. May mga Pilipinong "hiyang" at may iba namang hindi, at ang batayan nito ay hindi lamang disiplina sa pag-inom o pagbabago sa diyeta, kundi nakaugat din sa mismong molekular na pagkakabuo ng kanilang katawan. Ikalawa, na may mga gene na hindi pa dating inuugnay sa metformin response na ngayon ay natutukoy sa konteksto ng mga Pilipino. Sa madaling sabi, may sariling genetic fingerprint ang ating populasyon na humuhubog sa ating pagiging hiyang o hindi sa gamot.

Kung iisipin, ang pananaw na ito'y kaagapay ng sinaunang karanasan. Noon pa man, batid ng ating mga ninuno na may taong gagaling sa isang dahon ng bayabas, at may iba na walang epekto rito. Ngayon, ipinapakita ng agham na ang parehong lohika ay gumagana sa metformin, ngunit ang paliwanag ay nasa antas ng nucleotide at gene.

Ang kahalagahan nito'y higit pa sa agham. Para sa hinaharap ng medisina sa Pilipinas, nangangahulugan itong maaari tayong humantong sa isang sistemang hindi lamang basta nagrereseta ng gamot, kundi marunong ding kilatisin kung sino ang hiyang. At sa ganitong sistema, hindi lamang mas napapabuti ang bisa ng lunas, kundi nababawasan din ang pagkasayang ng oras at pera ng pasyente.

Sa huli, ang pag-aaral nina Paz-Pacheco at ng kaniyang mga kasamahan ay isang mahalagang hakbang patungo sa isang medisina na tunay na Filipino ang konteksto. Ang *hiyang* ay hindi lamang damdamin ng pasyente kundi repleksiyon ng ating genetic diversity. At sa pagtuklas ng ganitong ugnayan, mas nagiging malinaw na ang hinaharap ng precision medicine ay hindi lamang banyagang konsepto, kundi isang larangang maaari at dapat tukuyin sa sariling wika at sariling populasyon.

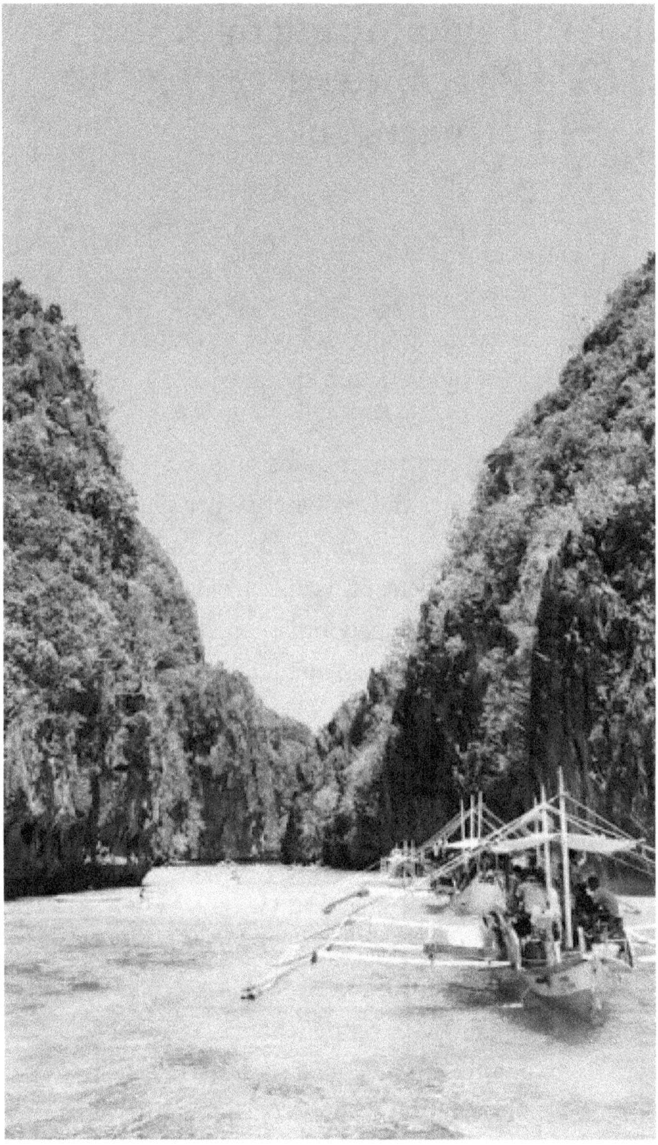

Kabanata 10: Pagkahiyang ng ASEAN batay sa SEAPharm Resurvey ng 100 Pharmacogenes

M

ay mga sandali sa klinika na ang salitang *hiyang* ay hindi na simpleng damdamin. Ito'y palaisipan na humahamon sa datos. Bakit ang gamot na makapangyarihan sa isa ay tila walang bisa sa iba? Bakit ang isang pasyente, matapos uminom ng karaniwang dosis, ay may malubhang toksisidad, samantalang ang kapwa niya, sa parehong reseta, ay normal lang ang tugon? Upang sagutin ang mga tanong na iyon kailangan nating tumingin hindi lamang sa iisang gene o iisang enzyme kundi sa *laki at hugis* ng genetic landscape ng isang populasyon. Dito pumapasok ang ulat ng SEAPharm: ang sistematikong resequencing ng 100 pharmacogenes sa mga populasyong Timog-Silangang Asyano (Runcharoen et al., 2021).

Ang proyekto ay gumagamit ng targeted next-generation sequencing ng 100 genes,pinagsama ang malalaking pamilya ng genes na responsable sa drug metabolism (CYPs), phase II conjugation (UGTs, SULTs, GSTs), monooxygenases (FMOs), at mga transporters (SLCO/OATP, SLC22/ OCT/ OAT, ABC efflux pumps). Hindi lamang ito talaan ng kung anong allele ang umiiral; ipinakita rin ng papel ang pagkakaiba-iba ng allele frequencies sa loob ng rehiyon, linkage disequilibrium na pattern, at functional annotation ng mga naniningil na variant (deleterious missense at loss-of-function). Suma-suma, may mapanuring pagkaka-iba-iba sa pharmacogene landscape ng bawat bansa , at ang pagkakaibahang iyon ay may direktang implikasyon sa *hiyang*.

Mga mekanismong kailangan nating tandaan

UPANG MAUNAWAAN ANG kahulugan ng mga natagpuang variant, isa-isahin natin (sa antas mekanistiko) ang mga pangunahing klase ng gene na sinuri at kung paano sila nagmamanipula ng pharmacology ng isang gamot.

1) Cytochrome P450 enzymes (CYPs) , phase I oxidation.

Ang CYPs (hal., CYP2C9, CYP2C19, CYP2D6, CYP3A4) ang pangunahing nag-ooxidize ng maraming gamot, upang gawing mas polar para sa phase II o excretion, o minsan ay mag-activate (gaya ng prodrug na ginagawang active metabolite). Ang functional variant sa CYP ay maaaring magdulot ng "poor," "intermediate," "extensive (normal)," o "ultrarapid" metabolizer phenotypes. Ang clinical consequence ay ganito: sa isang prodrug tulad ng clopidogrel, ang pagkakaroon ng loss-of-function CYP2C19 allele ay magreresulta sa kakulangan ng aktibong metabolite at hindi protektadong platelet inhibition , sa kawikaan ng pasyente, *hindi hiyang* ang gamot. Sa kabilang dako, kapag ang substrate ay inactivated ng CYP (hal., codeine → morphine via CYP2D6), ang ultrarapid CYP2D6 carriers ay maaaring mabilis makabuo ng toxic metabolites.

Ang ulat ng SEAPharm ay nagpakita na ang variant frequencies ng ilang CYPs (lalo na CYP2D6 *10-related SNPs, CYP2C19 variants) ay pangunahing iba-iba sa mga subpopulasyon ng SEA. Halimbawa, ang haplotypes na nagreresulta sa intermediate activity ng CYP2D6 (tulad ng *10) ay karaniwan sa maraming SEA groups, isang importanteng paliwanag kung bakit maraming pasyente sa rehiyon ang naghahanap-sagot sa "hindi hiyang" kapag uminom ng mga gamot na nasasandigan sa CYP2D6 metabolism.

2) Drug transporters , uptake at efflux (SLCO, SLC, ABC).

Hindi lang enzymes ang nagdidikta ng exposure; ang transport papasok at palabas ng target organ ay kritikal. Ang *SLCO1B1* (OATP1B1) ay hepatic uptake transporter na nagpapatakbo ng statins (e.g., simvastatin). Variants gaya ng rs4149056 (c.521T>C) ay nagbabawas ng hepatic uptake → tumataas ang sistemikong exposure ng statin → mas mataas ang panganib ng myopathy. Sa SEAPharm dataset, nakitang iba-iba ang MAF ng SLCO1B1 variants sa SEA subgroups; pagpapahalagang epidemiological: sa mga populasyong may mas mataas SLCO1B1 deleterious allele frequency, mas malaking bahagi ng populasyon ang "hindi hiyang" sa standard statin dosing at nangangailangan ng dose adjustment o alternatibong therapy.

Katulad nito, ABCB1 (P-glycoprotein) at ABCG2 (BCRP) ay efflux transporters na nagpoprotekta sa mga organong hormone at sa utak sa pamamagitan ng pag-pump palabas ng xenobiotics. Ang polymorphisms sa ABCB1 (hal., rs1128503, rs1045642) at ABCG2 (hal., rs2231142) ay maaaring magbago ng intracellular concentrations ng gamot at magbunga ng either toxicity o therapeutic failure depende sa droga.

3) Phase II enzymes (mga UGT, mga SULT, mga GST) at mga FMO.

Ang conjugation enzymes ay nag-taguyod ng detoxification. Ang loss-of-function variants sa mga UGT (hal., UGT1A1 promoter *28) ay nagpapaliwanag ng bilirubin glucuronidation defects at nababago rin ang irinotecan toxicity (SN-38 glucuronidation). Ang SEAPharm data ay nagpahiwatig ng maraming rare at potensyal-deleterious missense variants sa UGT at iba pang conjugating genes , implikasyon: maraming unexplained adverse events sa klinika ang maaaring dahil sa rare functional alleles.

4) Rare variants at copy number variation (CNV).

Isang mahalagang resulta ng Runcharoen et al. ay ang napakaraming *rare variants* (MAF <0.01) at pagkakaroon ng CNV-sensitive loci (lalo na CYP2D6). Habang ang mga common SNPs nagbibigay ng partial explanatory power, ang rare loss-of-function alleles at gene deletions/ duplications maaaring mag-account para sa malaking bahagi ng "unexplained" interindividual variability. CNV sa CYP2D6 (gene duplications) ay direktang daan tungo sa ultra-rapid metabolism; deletions (CYP2D6 *5) ay poor metabolizers.

Mga pamamaraan

ANG PAG-AARAL AY GUMAMIT ng targeted NGS panel ng 100 genes (100 PKSeq), alignment sa GRCh37, GATK variant calling, VQSR filtering, at functional annotation gamit ang dbNSFP at prediction algorithms. Hindi genotyping ng iilang SNP lang kundi resequencing na nakakatuklas ng rare variants at indels, mahahalagang uri ng mutasyon na madalas nawawala sa array-based studies. Ang mga LD plots at pairwise Fst statistics ay nagpakita ng population structure: mainland SEA (Thailand, Vietnam) ay malapit-magkakaugnay; ang Pilipinas ay may medyo kakaibang pharmacogene fingerprint kumpara sa karatig-bansa. Ito mismo ang nagbibigay-konteksto sa *hiyang*. Ang hiyang ay hindi isang unibersal na bansag kundi realidad ng isang populasyon sa isang particular na lugar.

Mekanistikong halimbawa

UPANG GAWING KONKRETO, suriin natin ang ilang gamot na may malinaw na mekanismo at konteksto.

Statins (SLCO1B1). Lapag ang isang populasyon ay may mataas na minor allele frequence (MAF) ng SLCO1B1 loss-of-function variants, inaasahan ang mas mataas na insidente ng statin-associated myopathy. Dito, hindi hiyang ang organismo dahil naiipon ang droga.

Clopidogrel (CYP2C19). mataas ang frequency ng CYP2C19 loss-of-function haplotypes sa ilang SEA groups. Sa mga carrier, angclopidogrel ay *hindi hiyang*, sapagkat hindi naikoconvert sa aktibong metabolite, kaya't mas mataas ang panganib ng pamumuo ng dugo. Ang praktikal na tugon ng CPIC dito ay ang mungkahing gumamit ng ibang antiplatelet (prasugrel/ticagrelor) kapag poor metabolizer.

Tacrolimus (ABCB1/SLCO variants + CYP3A). Immunosuppressant dosing at exposure ay sensitibo sa polymorphisms ng transporters at CYP3A enzymes. Nabanggit ng SEAPharm ang ugnayan ng ABCB1 genotype sa remission rates sa ulcerative colitis kapag nag-tacrolimus, isang tipikal na clinical phenotype-genotype link.

Opioids and CYP2D6/CYP3A. Analgesic efficacy at toxicity ng codeine, tramadol, oxycodone ay naka-modulate ng metabolizer status; populasyong SEA na may mataas prevalence ng CYP2D6 *10/ intermediate alleles ay mas malamang na *hindi hiyang* sa codeine.

Metformin (SLC22A1/OCT1, SLC47A1/ MATE1). Bagaman hindi ang pangunahing focus ng SEAPharm paper, ang pagtalakay sa SLC transporters (SLC22A1/2/3) ay mahalaga. Ang hepatic uptake (OCT1) at renal excretion (OCT2, MATE1) ng metformin ay may pharmacogenetic determinants; ang variant distribution sa SEA ay magpapaliwanag ng interpopulation differences sa glycemic response at GI side-effects.

Ano ang ibig sabihin nito para sa *hiyang*?

ANG SEAPHARM RESULTA ay nagpapatunay na ang *hiyang* ay maraming dimensiyon. Hindi lang personal na pakiramdam kundi biyolohikal na karanasan ng isang populasyon. Kung ang isang katutubong komunidad ay may mataas na prevalence ng isang deleterious transporter allele, ang gamot na 'standard' sa ibang bansa ay mas madalas na *hindi hiyang* sa populasyong iyon. Sa huli, ang implementasyon ng pharmacogenomics sa iba't ibang rehiyon ay dapat mulat sa konteksto ng particular na populasyon.

Mga hamon at landas pasulong

TATLONG TEKNIKAL AT etikal na hamon ang natatanaw. Una, ang dami ng *rare variants* na nakita ay nagpapahiwatig na kahit kumpletong panel ay hindi agad nangangahulugang kumpleto ang pagkaunawa. Kailangan ang functional assays (in vitro expression, enzymatic activity), proteomics, at phenotyping upang i-validate ang mga prediction algorithms.

Ikalawa, ang CNV detection, lalo na para sa CYP2D6, ay mahirap sa targeted NGS; nangangailangan ng specialized assays (MLPA, long-read sequencing) upang tama ang phenotyping. Ang maling interpretasyon ng CNV ay magreresulta sa maling metabolizer call at posibleng makasama.

Ikatlo, paano natin isasabuhay ang datos sa klinila? Ang CPIC at PharmGKB guidelines ay nagbibigay ng evidence-based recommendations, ngunit ang lokal na implementation (testing availability, cost, reimbursement, lab standards) ay dapat maiangkop sa bansa at sa sistema ng kalusugan. Dito umiiral ang etika ng equity: ang pharmacogenetics ay dapat hindi magpalaki ng agwat sa kalusugan.

Konklusyon

ANG ULAT NG SEAPHARM ay nagpapa-alala: ang *hiyang* ay hindi mistiko; ito'y klasipikadong produkto ng genes, enzymes, transporters, at ang pagkakahati-hati ng mga ito sa pagitan ng mga populasyon. Ang mekanismo,mula phase I oxidation ng CYP, uptake ng SLCO, efflux ng ABC, hanggang conjugation ng UGT,ay nagbibigay linaw kung paano nagkakaroon ng variable exposure at variable pharmacodynamics. Sa dinamika ng mga allele frequencies, linkage disequilibrium, rare variants at CNVs, nagbubuo ng isang mapa: saan mas malamang tumugon ang populasyon sa gamot, at saan mas malamang magkaroon ng toksisidad.

Sa wika ng pasyente, ang *hiyang* ay payak at totoo. Sa wika ng siyensya, ito'y mabigat at mapanuri,isang composite ng mechanistic explanation at population genetics. Ang hamon at pag-asa ay pareho: gamitin ang mga dataset gaya ng SEAPharm bilang pundasyon ng isang praktikal na pharmacogenomic program sa rehiyon,isang programang mag-iwan ng bakas hindi lamang sa papel na siyentipiko kundi sa buhay ng mga pasyente na tunay na naghahangad na *hiyang* sa gamot at kalusugan.

Pangunahing sanggunian (pinanggalingan ng kabanata):

Runcharoen C., Fukunaga K., Sensorn I., et al. (2021). *Prevalence of pharmacogenomic variants in 100 pharmacogenes among Southeast Asian populations under SEAPharm*. Human Genome Variation 8:7.

Karagdagang sanggunian (kontekstwal at guideline): CPIC guidelines; gnomAD; 1000 Genomes; PharmGKB; publikasyong klinikal tungkol sa SLCO1B1/statin myopathy, CYP2C19/clopidogrel, CYP2D6/codeine.

BRIAN POLLO

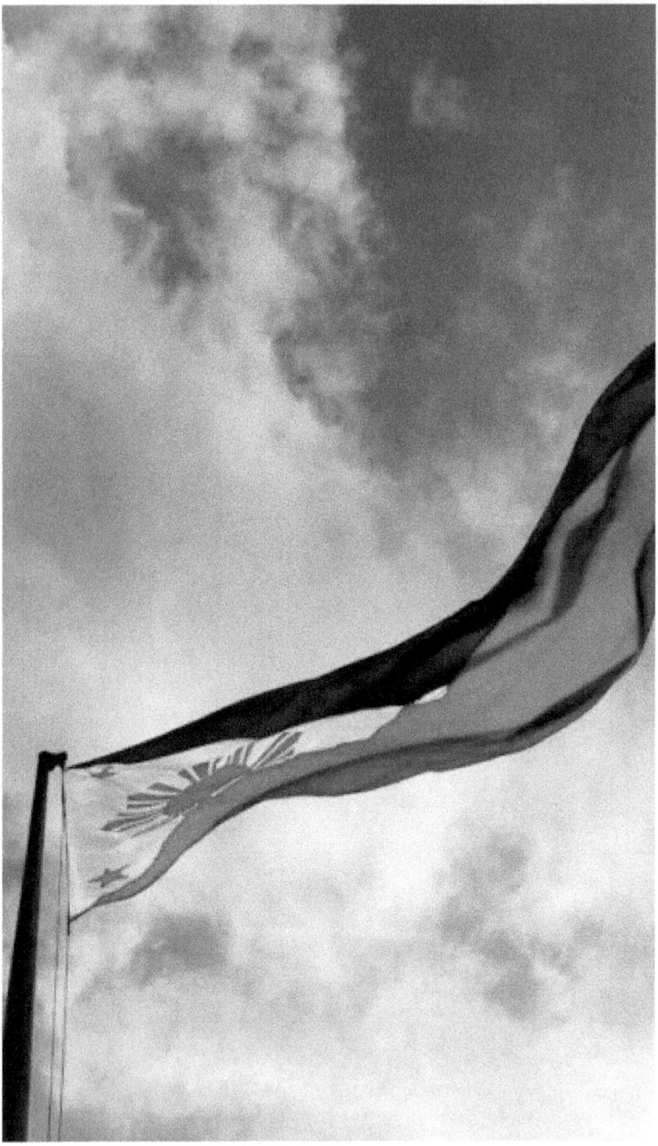

Epilogo: Ang Hiyang Kinabukasan

S

a paglalakbay natin mula sa mga halamang gamot ng ating mga ninuno, hanggang sa pinakabagong genome sequencing ng kasalukuyan, lumitaw na ang *hiyang* ay hindi lamang isang salita ng karanasan kundi isang konsepto ng siyensya, kultura, at kasaysayan. Sa bawat pasyenteng nagsasabi ng "hiyang" o "hindi hiyang," naroroon ang parehong misteryo na sinusubukang unawain ng agham at ng lipunan: bakit ang isa ay gumagaling at ang isa nama'y hindi, gayong pareho lamang ang ininom na gamot?

Kung tutuusin, ang salitang hiyang ay isang paalala na ang tao ay hindi kailanman basta bahagi ng estadistika. Siya ay natatangi, may sariling genetic code, may sariling kasaysayan ng pamilya at komunidad, at may sariling damdamin sa harap ng karamdaman. Sa ganitong diwa, ang pasyente ay hindi lamang katawan na ginagamot kundi isang buo at buhay na tao na naghahanap ng tugma sa medisina.

Sa larangan ng pharmacogenomics at sa patnubay ng CPIC, natututuhan nating iakma ang gamot sa indibidwal na genome. Ngunit higit pa sa DNA, dapat din nating kilalanin ang lawak ng karanasang pantao: ang tiwala, ang takot, ang pamahiin, at ang ugnayan ng doktor at pasyente. Sapagkat ang tunay na medisina, kahit gaano pa ito kasopistikado, ay nananatiling hindi lamang agham kundi sining din ng pakikinig.

Marahil, kung may aral na naiiwan ang konsepto ng hiyang, ito ay ang pagkilala na ang pagkakaiba-iba ay hindi hadlang kundi gabay. Ang bawat katawan na naiiba, bawat karanasang natatangi, ay nagsisilbing direksyon upang mapalapit tayo sa isang mas makatarungan at mas makataong medisina. Isang medisina na hindi basta nagtatakda ng iisang reseta para sa lahat, kundi marunong kumilatis kung alin ang sadyang akma,alin ang hiyang.

At sa huling pagsusuma, makikita natin na ang konsepto ng hiyang ay hindi lamang tanong ng gamot. Ito rin ay tanong ng pakikibagay sa buhay, ng paghahanap ng puwang kung saan nagtatagpo ang agham at kultura, at ng pagnanais ng bawat tao na makatagpo ng kaayusan sa gitna ng pagbabago. Sa wika ng siyensya, ito'y pharmacogenetics. Sa wika ng bayan, ito'y hiyang. Magkaibang lente, ngunit iisa ang hiling: kaginhawaan.

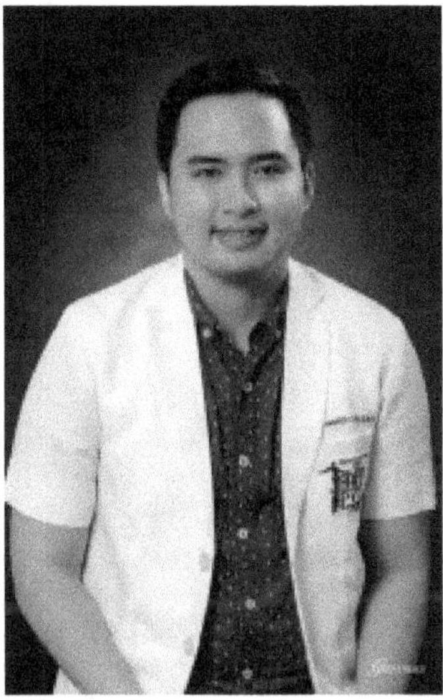

Si **Brian Pollo** ay isang candidate ng MD-PhD program (in molecular medicine) ng UP College of Medicine. Siya ay isa ring guro at mananaliksik sa larangan ng agham pangkalusugan. Nagtuturo siya ng biokemistri, farmakolohiya, pisikal na eksaminasyon, at pagpapabuti ng kalidad sa edukasyong medikal.

Did you love *Hiyang: Pilipinong Pananaw ng Parmakohenetika*? Then you should read *Currents of Protection* by Brian Pollo!

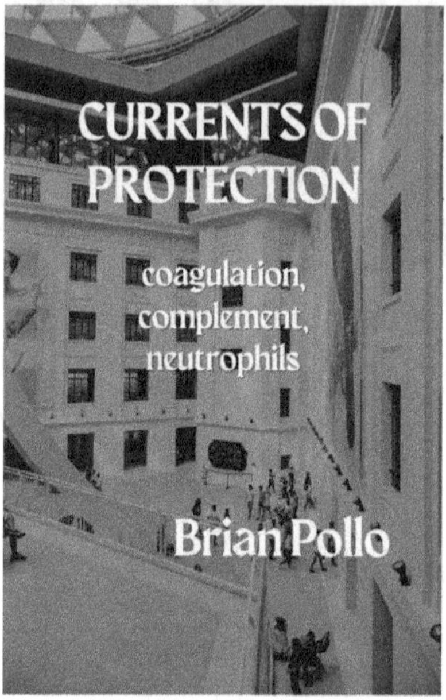

Currents of Protection: Coagulation, Complement, and Neutrophils is a work of creative nonfiction that journeys across science, history, and the humanities to understand the deep entanglement of blood and defense. At its heart is the "triangle" of coagulation, complement, and neutrophils. The three intertwined systems that seal wounds, fight microbes, and sacrifice themselves for the survival of the body. Yet the book insists that this triangle cannot be understood within the laboratory alone. Its story stretches across species, across time, and across the meanings humans have attached to blood.

The opening chapters introduce the triangle of blood and defense, then expand outward into comparative evolution, showing how clotting and immunity appear not only in humans but also in fish, reptiles, birds, and mammals, and even how extremophiles adapt their protective currents to hostile environments. From there, the narrative shifts from biology to history: the blood sciences across time, tracing how ancient physicians, alchemists, and natural philosophers imagined blood's power, and how folk knowledge. The book also reaches deep into prehistory, reconstructing the origins of blood and defense in deep time, then following their arc through human development, from the fetus in the womb to the aged body where protective systems falter. It confronts the darker side of protection, where coagulation, complement, and neutrophils (meant to preserve life) turn against the host, driving autoimmunity, thrombosis, and inflammatory storms. This book contains various chapters on: intervention, where medicine bends these currents through anticoagulants, immunotherapies, and transfusion sciences; semiotics, where symbols, rituals, and metaphors shape cultural understanding; and reconstitution, where gene editing, synthetic biology, and future medicine imagine new forms of protection altogether.

Weaving together molecular biology with anthropology and medical history, *Currents of Protection* invites readers to see blood not only as fluid but as narrative, as system, and as symbol. It is at once a primer on the science of clotting and immunity, a comparative study of defense across the tree of life, and a meditation on what it means to protect and be protected.

For scientists, it offers clarity; for historians, context; for physicians, reflection; for general readers, a story that runs as deeply as blood itself.

Read more at https://sites.google.com/view/brian-pollo/home.

Also by Brian Pollo

Hiyang: Pilipinong Pananaw ng Parmakohenetika
Hiyang: Pilipinong Pananaw ng Parmakohenetika
Salinlunas: Natural Products & Pharmacognosy
Salinlunas: Natural Products & Pharmacognosy
Currents of Protection
Currents of Protection
Resistance Rising: Genetics, Evolution, and the Future of Infectious Diseases
Resistance Rising: Genetics, Evolution, and the Future of Infectious Diseases
Phonies: Authenticity Performance Fakery

Watch for more at https://sites.google.com/view/brian-pollo/home.

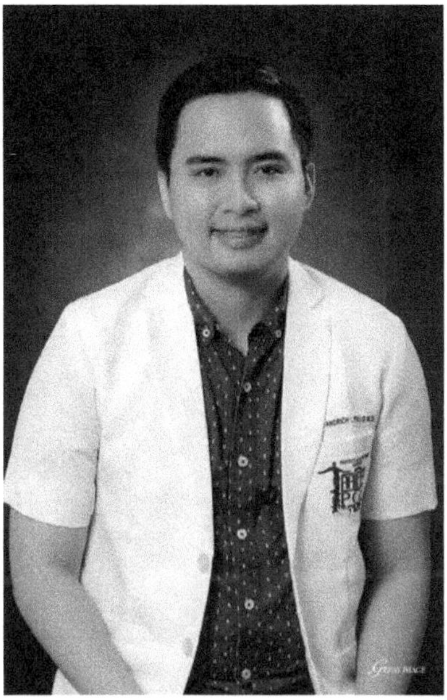

About the Author

Brian Pollo is an MD-PhD candidate, educator, and writer whose work spans biochemistry, ethnomedicine, and the history of science. They study how complement, coagulation, and innate immunity adapt in extreme environments, while also tracing the cultural and symbolic roles of blood in human storytelling. Their writing blends scientific rigor with narrative inquiry, reflecting a commitment to both biomedical innovation and the preservation of ancestral knowledge.

Read more at https://sites.google.com/view/brian-pollo/home.

About the Publisher